瘦孕

增订升级版

怀孕只重8千克，产后3周恢复身材
零害喜，无水肿的快乐孕期饮食法

邱锦伶 著

湖南科学技术出版社　博集天卷 CS-BOOKY

Slim While

Pregnant ｜瘦孕｜

目 录

CONTENTS

PART 1

怀孕准备
孕育健康宝宝，从打造易孕体质开始

Slim While
Pregnant |瘦孕|

002

PART 2
孕初期 0—12 周
吃对食物，孕初期零不适

| 目 录 |

CONTENTS

PART 3

孕中期 13—24 周
增量摄取优质蛋白质、补充胶质，控制体重增长

PART **4**
孕后期 25—36 周
营养充足，为产后泌乳做好准备

PART 5

产前一个月的准备
放松心情，迎接宝宝到来

Slim While
Pregnant ｜瘦孕｜

PART 6
坐个好月子
月子水 + 月子餐，迅速变回窈窕美人

目 录
CONTENTS

| 目 录 |

CONTENTS

Recommended

order

认真瘦孕养生，
宝宝健康，
妈妈瘦美、皮肤好

 孙俪

　　怀等等（我的第一胎）时，我还不认识邱老师，到要生的时候胖了 23 千克，但是到我怀小花妹妹的时候，因为照着邱老师《瘦孕》的方式吃，一共只胖了 11 千克，从这两个孩子身上，我得到很大的幸福，也因此更了解养生的重要。

　　因为等等是在不懂养生的时候生的，他就有皮肤湿疹的问题；而怀妹妹时已经懂得邱老师的择食理论，我很注意什么该吃、什么不该吃，所以妹妹的皮肤就很好。在我自己身上更是这样，怀等等的时候，到后期我的腿相当肿，皮肤的状态也不大好；怀妹妹就完全没有水肿的情况发生，而且因为认真补充胶质，皮肤也白皙光滑，尤其是体重控制得很好，连医生都要表扬我了，因此生完之后身材恢复得也比较快。

　　其实养生是需要长时间积累的，不可能一下子就看得到效果。我因《吃到自然瘦》认识邱老师，后来又看《瘦孕》，一两年下来，我调养自己的身体，看到健康上的改善，真的觉得很神奇。从小我就觉得自己是个病号，肠胃很弱、血红素也不足，但我不想自己一直是个药罐子，因此想找到可以让自己健康的方法。邱老师说我的肠胃弱，是身体太寒的原因，要我开始喝姜汁，一段时间之后，肠胃果然就渐渐好转了。因为效果太好，那段时间我家简直变成姜汁加工厂，我做了四处送人，希望亲友也能喝了改善健康。而血红素不足的问题，在认真吃优质蛋白质和补充钙之后，再去医院检查，血红素的数值也比以前高了，看到这些成效，我怎么可能放弃这样对自己健康有好处的养生方法呢？

　　虽然我常常因为工作的关系，没有办法完全照着择食的标准做到足，但只要能做到的时候，我就努力去做。希望看了这本书的读者，或是正准备怀孕的以及怀孕中的人，也能找到适合自己的养生方法，都能够健健康康，快乐地生活！

瘦孕让妈妈孕期零不适，宝宝贴心又好带

 林熙蕾

　　认识邱老师近十年，而认识她多久，我就按照她的养生方式生活了多久。十年里，我从小姐变成太太，又变成母亲，因此邱老师在我的生命中，可说是意义非凡。

　　看完邱老师这本教大家如何轻松受孕、怀孕期间该如何照顾自己和宝宝，一直到产后恢复身材和照料宝宝的书，我像是回顾了一遍自己的怀孕过程。一边回顾一边感谢在怀孕之前就认识了邱老师，使得我养成很好的体质，因此整个怀孕过程没有什么不舒服，就这样快快乐乐地成为母亲。这不是在吹嘘，只有自己经历过，才知道这是真的可以做到的，希望所有想要当母亲或者即将成为母亲的人，都可以跟我一样拥有美好的经验，这就是我非常愿意推荐这本书的原因。

● 托邱老师的福，
● 我在孕期零不适

　　我是在怀孕三个月时才找邱老师的，在那之前，我自认为已经很懂得养生之道，虽然头三个月我就胖了三千克，但我想整个怀孕过程到最后不是可以胖个八九千克嘛，那一个月一千克好像很平均，到第九个月就要生产啦，所以我自认为这样是完全没有问题的。

　　后来我打电话给邱老师，告诉她我怀孕的好消息，也把近况跟她报告了一下，没想到邱老师说："太胖了！头三个月根本不应该增加体重呀！"被邱老师这么一说，我自己当然挺心虚的，因为那三个月我常常在外面吃饭，有时难免无法控制地乱吃一些东西。后来我问医生，医生也说其实前三个月宝宝的吸收还很少，因此妈妈的体重的确不应该增加才对。

　　在邱老师的耳提面命之下，我开始乖乖地按照书中所写的那样，每天喝汤、摄取优质蛋白质、淀粉、蔬果，该吃的都好好吃。随着孕期的变化，也按照时间表增加优质蛋白质的摄取量。就这样一直到生产，我总共只重了八千克，完全达到了邱老师的标准。当然在怀孕后期，许多长辈都担心我的肚子太小，但是医生说，时代不一样了，以前的人喜欢怀孕像包子，皮厚肉少；可是现在的人应该要像小笼包那样，皮薄肉多。最主要的是，宝宝生出来之后超过三千克，而且非常健康。

　　我自己本身，一生完宝宝就只比怀孕前重两千克，而在生完的第三个星期，那两千克就已经完全消失了！

　　从知道自己怀孕开始，我身边的朋友就一直警告我，害喜会很痛苦，但我一直没有害喜的症状。过了这一关，到了怀孕五六个月的时候，朋友们又一直警告我会水肿。

　　我有怀孕经验的朋友，几乎都水肿过，大家会分享各种水肿的症状，有一个还严重到连拖鞋都穿不进去。听多了，我就觉得这些好像一定会发生。但一直到宝宝呱呱落地，我都不晓得什么叫水肿，我想这是因为我严格按照择食的准则，只吃对的食物，不该吃的一点儿也不碰，所以才能够做到孕期零不适。

　　我要跟所有的女性分享这样的经验，我做得到，你们也一定可以。

● 宝宝和妈妈
● 心连心

　　许多人都说胎教很有用，我自己的经验也的确是这样。

　　从知道自己怀孕开始，每天心情都很好，我做什么都会告诉肚子里的女儿，后来证明她真的都听得懂。比如，检查前一天我会告诉她明天是要照你的手手哟，第二天检查时，她就真的会把手张开；要做羊膜穿刺前，我也是跟她说叫她要躲好，到了做检查的那天，她乖乖地缩在一边，完全都不动，让我的检查非常顺畅。在肚子里时，宝宝都听得懂了，更何况是出生后。

所以我更加相信，做母亲的只要自己保持好心情，宝宝就会感觉得到，出生后也会相对好带。

⬤ 拥有正确观念，⬤ 不怕宝宝难带

女儿出生后，几乎都是我自己和先生轮流在带，看着她一天一天地长大，每每感慨生命的美妙。我很幸运地有一个很好带的宝宝，从月子中心回到家，不到三个月后，宝宝半夜就不会再起来喝奶，到了四个月的时候，就已经完全能从晚上七点睡到第二天早上七点。

我也因此发现，睡眠对宝宝的重要，有好的睡眠，宝宝情绪就会很稳定，每天早上她一睁开眼，就会冲着我笑，这样作为一天的开始，我跟宝宝都很开心。

我也要很骄傲地说，这样照顾宝宝的方式，让我的宝贝每次去检查都是身高第一名、体重标准、发育很好。（虽然一开始宝宝身高第一名让我觉得很有压力，因为我会担心女生长太高不好，但健康是最重要的。）

　　邱老师出的这本《瘦孕》真的能够带给许多人希望，并且能给即将当母亲的朋友提供很多好的观念，邱老师一直在教大家的事情就是"吃对东西"，我深受其益，也希望你们能跟我一样，要相信：妈妈能同时拥有健康的宝宝和理想的身材！

瘦孕好孕
经验分享

 陶昕然

我怎样
成功缓解孕吐

与邱老师结缘，要感谢孕初期的严重孕吐。当时吐得一度让我觉得生活好没希望、好无助。有一天竟然毫无预兆地晕倒在自家衣帽间……幸好有孙俪，她把邱老师《瘦孕》中缓解孕吐的方法介绍给我。

我开始每天起床后喝一杯温姜汁，大约一周之后，手脚冰冷的问题就明显改善了，半个月之后，喝完温姜汁我会微微发汗。

喝姜汁的同时配合着三餐饮食的改变。我当初的晕倒多少跟孕期缺铁性贫血有关，邱老师告诉我，三餐有菜有肉有淀粉，早餐蔬菜用两种水果替代，这样造血三元素：铁、B 族维生素、维生素 C 都齐全了，身体会自动造血，严格按照邱老师的孕期三餐来吃，就不用再担心贫血的问题了。孕吐严重吃不下的时候我会少量多餐，把一天所需要的营养素大概分四五次吃够。这样执行下去之后，止住了孕吐，也没出现水肿，整个孕期也没有过其他不适。

我能一直坚持择食，首先我非常认可邱老师讲的三餐结构，相信很多女生没有办法怀孕或者孕期身体不适，主要都是因为身体太寒了。

● 我怎样吃
● 孕期三餐

怀孕 24 周的时候，我的体重还没有破百，刚刚 99 斤，只长了该长的地方。朋友说，要是不拍肚子我还能去拍戏。（笑）。关键是我身体状态很好，宝宝的各项指标也都不错。所以我分享一下我的一日瘦孕食谱，愿所有孕妈不仅孕育出健康的宝宝，也吃出好体态，做个漂亮的孕妈。

三餐结构就是每顿要有肉、有菜、有淀粉，早餐的菜用两种水果替代。因为很多孕妈孕初期都会因为严重孕吐什么也吃不下而导致缺铁性贫血，建议孕妈一定要好好吃饭，营养均衡，让所有宝宝都健康顺利地来到我们身边。

分享一下我的一天三餐给孕妈们参考：

● 早餐：

一杯温姜汁、一碗鸡汤、一个包子和一碗烫肉片；

一小串葡萄、半根香蕉；

偶尔还会吃燕窝、红豆汤、花胶、海参小米粥。

原本我不太接受早餐吃肉这件事，后来我发现了比较适合我口味的烹调方式，我经常吃的是小炒肉，因为有点味道，容易下饭；也会烫羊肉片，蘸着姜汁酱油或者蚝油吃。

《瘦孕》书里写过十几种适合孕妇吃的水果，不至于太寒也不至于太燥。我吃得比较多的是葡萄、苹果、草莓、香蕉、猕猴桃、火龙果、百香果、牛油果这些，还有蓝莓，我家宝宝有两颗特别漂亮的黑眼珠，我觉得跟饮食有很大关系。

早上我吃不下米饭，比较常吃馒头、包子。如果白馒头吃不下去的话，可以切成片，用中小火稍微煎一下。

● 午餐：

一碗肉、两种蔬菜加起来一碗（如：清炒油麦菜和炒菜花）、一碗米饭。

因为叶菜类相对根茎花果类蔬菜寒性大，所以如果我想吃叶菜类，就会放在中午吃，比如清炒油麦菜之类的。邱老师说下午四点以后就不能吃叶菜类了，容易体寒或水肿。因为肉和蔬菜都可以涮着吃，特别方便，所以怀孕前不太吃火锅的我反而在孕期特别爱吃涮锅。

● 晚餐：
半碗根茎类蔬菜、半碗肉、一碗米饭或面。

胎内的宝宝就可以沟通，好神奇

邱老师一直说："不要以为宝宝还没有成形，跟他们说什么都没用，其实宝宝非常聪明，胎内记忆也早已被科学证实。"

我之前一直是将信将疑的。但有这么两件事，让我彻底相信了邱老师的说法。

孕期有一段时间，我先生在外地拍戏，每天晚上十点左右我们会通一个时间比较长的电话，互相说说一天的情况，他也会跟宝宝说会儿话。有两三次他拍戏，电话打晚了，宝宝等不到电话，就开始在肚子里躁动不安起来，即使隔着肚皮，也能够感知到她没有听到爸爸的声音不太高兴了。

还有一次，我需要配音，在配音的过程中难免会看到一些或激烈或血腥的场面。我就跟宝宝说，宝宝不要害怕哦，这是妈妈的工作，果真那天宝宝配合得不能再配合了。

我相信，宝宝真的可以听到也能听懂你跟她说的话。也因此，我坚持每天给宝宝听音乐，讲故事。每晚睡前都会跟她说"晚安"，告诉她："妈妈爱你。"

● 顺利下奶和产后速瘦的
● 经验分享

孕期其实没有很深刻地感觉到择食对自己的帮助，只是觉得很舒服，没有经历大家说的各种不适，心情也很愉悦。真的意识到受益匪浅是顺产和产后。

我生产的时候特别顺利，无侧切顺产，我的医生说顺利得像教科书一样。我觉得有两方面原因，一个是孕期严格按照邱老师的要求吃，宝宝的体重控制得很好，出生的时候 2800 克，特别标准。另一个是，孕后期我会做深蹲和下楼梯。邱老师说吃羊肉能增强肌肉的耐受力和爆发力让分娩的时候有力气，我整个孕期吃了很多羊肉。这些都对我能顺利地生头胎有很大帮助。

我生完宝宝之后下奶也非常顺利。我在产前一个月开始按照《瘦孕》书里的方法做乳房按摩，虽然我生产前有按常规备了一罐奶粉，但我生完四个小时就有奶水了，宝宝很快就喝到了珍贵的初乳。现在宝宝 11 个月，没有喝过一口奶粉，母乳一直充足，我和宝宝的身体都很好，宝宝没有肠绞痛，没有夜哭，非常好带。

这里需要提醒一句，产后如果奶水特别充足，有堵奶情况发生的话，前半个月暂时不要喝中餐、晚餐里能帮助下奶的月子汤，不然堵奶会更加严重，还可能进一步发展为乳腺炎。

我很认可邱老师说的一句话："你是怀孕，不是生病。"她跟很多孕妇都这样说过。在这样的信念下，我每天都会适度运动，做孕妇瑜伽、散步、深蹲。也是因为饮食和运动双管齐下，生产很顺利，产后恢复也很快。我进产房的时候 106 斤，生完 97 斤，一个月后降到 91 斤，三个月后恢复了常规体重，84 斤。

所以，真的特别感谢邱老师！虽然她说的很多事跟我们平常的认知不太一样，但她的理论得到过成千上万真人实例的验证，这样的经验值得我们尊重和重视。也希望看到这本书的孕妈妈，都能认真按照书上的方法去做，收获美美的自己和健康的宝宝。

Slim While

|瘦孕|

Pregnant

怀孕准备

PART ①

孕育健康宝宝，从打造易孕体质开始

温暖的
身体最容易受孕

　　对女人来说，借着温暖的子宫将一个生命从受精卵，慢慢孵育成完整的生命体，这个过程既美好又动人。

　　我在做养生咨询时，帮助过许多想要怀孕、正在怀孕以及初为人母的朋友，从她们身上，我感受到女人天性中的母爱得以发挥时，是多么地美丽和充满光辉，也往往备受感动。

　　年轻时，听过太多妈妈、阿姨怀孕时的不适及生产时的痛苦，以及我亲眼所见的产后身材变形，所以我一直对怀孕生产这件事怀着恐惧的心理。当我学会了从准备怀孕到整个怀胎过程，及产后坐月子的方法时，我已经过了最好的生育年龄。但也因为这样，我格外喜欢帮助想成为母亲的朋友达成她们的心愿，看见她们孕育生命的喜悦，对我而言是莫大的幸福。

　　现今社会大部分人的工作一天比一天繁重，光是赚一份薪水，压力就已经很难承受，以追求口腹之欲来缓解内心种种因压力带来的负面情绪，所以饮食的选择会追求精致、复杂调味的"美食"；而好不容易到周末，则用一摊接一摊的聚会来寻求快乐，这些生活模式日积月累下来，身体和心灵都很容易失调，而大多数的人都不会意识到身体所发出的警讯。

在这样的身体状况下，有些人不论多努力去怀孕，就是无法"造人"成功。有些好不容易受孕成功的人，却得忍受孕期的不适或流产的痛苦。但是我要告诉各位，其实，只要做对一件事情，就会有个健康的宝宝，更可以有个零不适的美好孕期。请给你自己一个机会，不要抗拒相信怀孕可以是从头到尾都美好的经历。

那件该做的事情，就是让身体成为"温暖体质"。因为温暖的体质，是最容易受孕的体质，也是孕育宝宝的最佳状态。除此之外，还能让你的孕期无比舒适，举凡大家口耳相传的怀孕症状，包括：孕吐、皮肤粗糙、双脚水肿、产后身材走样、胸部萎缩下垂、产前产后忧郁，甚至哺乳过程中，乳腺炎、奶水分泌不足等苦不堪言的困扰，各种你听过让人想放弃做妈妈的不适症状，都可以不要发生。你绝对有权利当一个散发好气色、拥有好身材的美丽孕妇，享受真正的"好孕"。

温暖的体质是最易受孕的体质，孕育出的宝宝更健康，妈妈在孕期也会很舒适。

调整体质的第一步，是选择适合自己的食物

想要拥有温暖的体质，只要根据自己的身体状态，挑选对的食物来吃，忌口不适合自己的食物，正常作息，就可以了。

首先，你得以自己目前的体质状况来做判断。依照我的咨询经验，大部分女生的体质不外乎"寒性"与"阴虚火旺"两种，其中因为太寒而引发上火的阴虚火旺体质，更占有绝大部分的比例。

既然身体太寒，又怎么会上火呢？其实这个道理很容易明白，因为当身体是寒性的时候，血流的速度会比较慢，新陈代谢也自然会跟着减缓，此时如果吃进上火的食物，身体就会缺乏能力将火顺利地排出，火便开始累积在体内，时间一久就会转变成阴虚火旺体质啦！

所以阴虚火旺体质的人，身体既会有寒性体质的典型症状，如：手脚冰冷、痛经、腰酸、分泌物多、妇科容易发炎、鼻子过敏、皮肤容易过敏等；也有各种上火的症状，包括：早上起床有眼屎、眼睛干酸痒、口干舌燥、嘴破、口臭、大便颜色深、易怒、无名火、浅眠、失眠、皮肤过敏、长痘等。

这样的体质，就算你不打算怀孕，都是在受罪了，更何况它会让你无

法顺利地孕育宝宝。母亲的身体就像孕育所有生物的大地一样，要提供生命所需要的养分和滋润，温暖的环境当然是首要条件，这样胚胎才会容易着床和健康成长。

而依据我所知道的道理，就是这从一而终且没有第二条路的，从"吃"的选择开始改变体质。

改善寒性体质，先做到这两点：

1. 忌口寒性食物、生食、冰品，下午四点以后不吃叶菜类和水果；

2. 早餐前喝温姜汁，早餐喝择食鸡汤，优质蛋白质认真吃。

＊如果有需要，可以额外在早餐后吃一颗海豹油（1000 毫克）。

吃的原则很简单，
掌握这四点就可以

我不断地跟所有希望拥有健康的朋友强调这件事情，吃的原则其实简单得不得了，但是有些人还是会抗拒，原因不外乎是懒惰以及过于放纵自己。但是你仔细想想，如果只要稍微勤劳一些些、限制自己一点点，控制自己的饮食，就可以让婴儿和你自身都得到健康，一人吃两人补，何乐而不为呢？

先掌握以下四点原则，你就已经有 70% 达标了，请相信你为了宝宝和自己，一定会做到！

一、摄取优质蛋白质，帮助体质变暖

蛋白质存在于：鱼类、肉类、蛋、黄豆以及奶类当中。但是身体能否吸收到优质的蛋白质，则要看烹调这些食材的方式。蛋白质在过长的烹调时间下营养素会被破坏殆尽，因此，掌握烹调的时间非常重要。判断的原

则是，在煮滚的情形下，烹调时间以不超过 15 分钟为原则，如此才能保住营养素不被破坏。否则，吃再多的蛋白质对健康都无济于事，劣质蛋白质更会成为身体酸毒的来源。

讲到这里，我们可以先回想一下自己从小到大吃到的蛋白质究竟是优质的还是劣质的。好，想想看，从小家里常吃的红烧肉、肉燥，餐厅里吃的咖喱鸡、东坡肉、烤鸭、烧鹅、卤蛋、卤肉、茶叶蛋，等等，很可能都是劣质的蛋白质。

在蛋白质类的食材中，还有需要留意的地方，尤其对于想要怀孕的人来说。如果本身已经有妇科问题，诸如：子宫肌瘤、乳房纤维瘤，或是卵巢囊肿等，请小心吃鱼。因为鱼类本身与荷尔蒙有关，如果摄取太多，也许会把肌瘤养大。想吃的话，也请尽量选择在中午食用，每周吃一两次就好，这是比较适当的分量。

此外，也得检视一下，自己是否对奶制品与黄豆类食物过敏。如果你有难以入睡、浅眠多梦、青春痘、脚气、胃发炎、胃闷胀痛的问题，那么黄豆以及相关制品，包括：豆干、豆腐、豆皮、豆花、豆浆、黄豆芽、纳豆、毛豆、味噌、黑豆、豆豉，以及奶制品如：调味乳、芝士、冰激凌、炼乳、酸奶等，都要暂时忌口。还有，吃饭时，细嚼慢咽，不要边看电视边吃饭，也别聊天，养成专心吃饭的习惯，也有助于改善胀气哦。

二、下午四点以后，不吃叶菜类和水果

蔬菜、水果大部分属于寒性食材，所以只要摄取身体需要的分量就好，并且选择在身体新陈代谢较快速的早餐和午餐时段食用，可减少免疫系统的压力，就比较不会水肿。

一般来说，我会建议需要调整体质的人，在早餐的时候搭配两种水果，分量是1/2个或是6口，例如：苹果1/2个，美国葡萄6颗。午餐时，搭配两种蔬菜，煮好之后加起来1碗。晚餐，则选择非叶菜类的根茎类蔬菜，只吃一种，煮好后半碗。当然，不要忘记淀粉与优质蛋白质的摄取。在这样的安排下，人体一天所需的蔬果量，就已经非常足够了。

至于生冷食物，如果可以也请至少忌口一年，除了水果之外，不摄取生食，这里的生食也包括生菜沙拉、生鱼片哟。除此之外，从冰箱拿出来的冰水、饮料、食物等，请在室温下放置15分钟以上退冰后再食用。我想就不需要我再强调女生爱吃的刨冰、冰激凌之类冰品了，绝对谢绝吧，这对寒性体质的人来说，非常重要，一定要严格控制。

三、远离上火食物

阴虚火旺体质的人，除了认真摄取优质蛋白质，以及控制蔬果摄取量等

调整寒性体质的饮食习惯之外，还得认真忌口会让你上火的食物。

中医里的上火又分为"外火"和"内火"两种。外火指的是你吃进去的食物所引发的上火反应，内火则是指由情绪压力及熬夜所引发的上火。外火的问题要解决，只要下定决心认真忌口即可。

如果你有口干舌燥、口臭、嘴巴苦或是嘴破、早上起床有眼屎、眼睛干酸痒、肤色暗沉、脸上有黑斑、身上容易长息肉等情形，这表示肝火旺。容易上肝火的食物首推辛香料，包含香油、沙茶、辣椒、咖喱、红葱头、麻油、油葱酥，以及各种食品添加物，所以举凡麻辣锅、麻油鸡、姜母鸭、羊肉炉、药炖排骨等，都要避免食用。另外，坚果类如芝麻、花生、杏仁、核桃、开心果、南瓜仁这些食材，一般要好吃，大多会用高温烘焙或炒制的方式处理，也因此都在上火食物之列，所以要尽量避免。对了，含花生的米浆也要一并避免摄取。

先前希望大家尽量不要过量摄取的寒性水果类，其实也有不少成员会让你上火，包括：荔枝、龙眼、榴梿、樱桃等，这些也都会上火。最后，大家日常生活中常见的咖啡，以及市售的黑糖姜母茶，也都是容易让你上火或火上浇油的饮品。

除了肝火还有肠火，症状有便秘（羊屎便）或腹泻，大便黏臭、唇干脱皮、下唇红、小腿皮肤粗糙干燥、手上提早出现老人斑等。最容易引发肠火的就是蛋类制品了。除了各种禽类的蛋之外，以蛋为主要原料的各种食品，像是皮蛋、咸蛋、铁蛋，还有蛋糕、蛋卷、蛋饼、泡芙、布丁、茶碗蒸、美乃滋、铜锣烧、蛋黄酥、蛋蜜汁、凤梨酥、牛轧糖、车轮饼等，都是肠火制造机。还有蒜头、蒜苗、韭菜、韭黄，以及虾子、虾米等甲壳类海鲜，也都是造成肠毒的元凶。

除了食物本身的属性之外，烹调的方式也会影响。我们习惯的料理方式中常用的大火快炒、油炸、烧烤，也都会引起上火。能够自己下厨的人，建议改变一下炒菜的习惯，舍弃大火爆炒，改为先将锅子预热，再倒入油，以温锅冷油的方式炒熟食物。如此一来，在厨房里煮饭时不必像打仗，也能保住所有食材的营养素，更不会造成身体的负担，何乐而不为呢？

四、消除内火

至于内火，则是由于晚睡与负面情绪，这个就不能光靠饮食来调整了。现代人最常见的问题就是太晚睡，不论是辛苦工作，还是和朋友玩乐，有时候甚至只是看电视、上网，就可以熬到半夜一两点。长期下来，对身体来说是一大负担。

强烈建议十一点以前就上床睡觉，这段时间正好也是肝脏休养生息的时段，想怀孕的人更需要这样的作息。因为如果在准备怀孕的阶段，就调整好作息，将来宝宝出生后，半夜哭闹的概率也会比较低。

引发内火的另外一个因素——负面情绪，是最棘手的问题。大多数的人其实都用了错误的方法来宣泄情绪，以为疯狂血拼的短暂快乐就是发泄，以为和朋友把酒言欢，唱歌到天亮就是种放松，以为工作了一天回到家中，眼睛盯着电视机放空就是一种休息，其实这些都无助于宣泄情绪，只是暂时转移注意力，反而让压力或负面情绪持续累积在身体里。

　　而情绪所造成的内火在身体里累积久了，便会反应在不同的身体部位上。

　　举例说，如果压抑的是不安与焦虑的情绪，那么你就容易胃痛、胃闷胀、胃发炎、大肠激躁或是腹泻；如果总是压抑愤怒的情绪，则会反应在肝脏上，你就会有眼屎、容易有无名火、肤色暗沉、大便秘结、胃食道逆流；也有许多人的内火反应发生在上呼吸道，如扁桃体发炎、咳嗽不停、常常觉得喉咙有痰，这通常代表着你心里存有某种恐惧。

　　以上所提到的种种症状，如果在看过医生后没有太大改善，可能你就要回想一下，最近是不是有些让你恐惧或愤怒的事情，你不敢或不愿意面对，借着压抑来逃避？不要再以为身体与心理两不相关了，当身体出现这些反应时，那便是对你提出的抗议或提醒，你就必须正视自己的内心找出根源，彻底地解决，才能获得健康的身心。

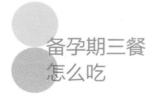

备孕期三餐怎么吃

　　了解了食物对身体的影响，也知道如何选择适合自己的食物后，现在就要来教你怎么吃。

首先，要遵守的就是，三餐都要吃，而且每餐都必须有肉、有菜、有淀粉。

特别注意蛋白质必须摄取优质蛋白质，也就是不管吃羊肉、猪肉、鸡肉、鱼肉，烹调的时间不能超过 15 分钟，这样蛋白质的营养才不会被破坏。

如此一来，淀粉、蛋白质与蔬果中的营养素，都能均衡摄取，而这些营养素，就像是重新启动身体的必备燃料，缺少了一个，就发动不起来，更别说要调整成温暖体质了。

所以不要惧怕淀粉，它不会让你胖，它会让你有精神；不要害怕吃肉，只要选择油脂较少的部位，它并不会让你长肉，反而可以提供优质蛋白质，协助身体变温暖。还有，温姜汁和四帖养生鸡汤是我反复强调的，也请想要怀孕的人，从现在开始将它们加入每天的早餐中，你的身体会在你的均衡饮食与鸡汤的滋养下，一步步朝着温暖体质前进。

温姜汁

做法视频

材料：老姜一斤

做法：1. 老姜去皮后，切小块。

2. 放入榨汁机中后，加入盖过姜块的水，然后打成汁。

3. 把渣过滤掉，将打好的姜汁以大火煮滚后熄火，待姜汁冷却后装入玻璃瓶冷藏。

吃法：每天早上起床，以一汤匙的姜汁加入一茶匙低聚果糖或黄砂糖，再加入 100 毫升热开水，搅匀后喝即可。

✿ 有胃溃疡发作、胃发炎时，先暂停食用。另外，女性经血量过多者，经期要停止食用。

✿ 只可加低聚果糖或黄砂糖，不可加黑糖，会上火；不可加蜂蜜，会滑肠、拉肚子，且孕妇、产妇不可食用蜂蜜。（但一定要加糖，才能把姜的热能留在身体内，加强代谢，让体质温暖。）

功效：调暖体质；改善过敏性鼻炎、过敏性皮炎及妇科炎症。

做法视频

第一款择食鸡汤

制首乌补气鸡汤

功效： 补肝肾气

材料： 鸡骨架 1 个、鸡爪 6 只、老姜 2 大块

药材： 制首乌 11 克、制黄精 19 克、参须 19 克（怀孕、月子期和哺乳期抽
掉参须）、枸杞子 19 克（所有药材煮前先冲洗过）

做法： 1. 将鸡骨架与鸡爪翻面汆烫后捞出备用，老姜去皮后备用。

2. 老姜去皮拍扁放入装了 11 碗冷水的汤锅中煮滚，加入汆烫后的鸡
骨架与鸡爪。

3. 再放入所有药材，以中小火煮 1 小时后加入适量的盐调味。

4. 熄火后捞出鸡骨架、老姜与药材后，即可食用。

❋四款择食鸡汤，一周一款，按顺序喝。

❋食材为一周的量，煮好放凉后用玻璃保鲜盒分装冷藏，食用前回温、加热。

❋参须最好是白参，高丽参须也可以。

❋可替代鸡骨架和鸡爪的食材：猪大骨＋猪皮（或鸡爪）、羊大骨＋猪皮（或
鸡爪）、猪蹄一只环切四五段、牛尾。如果是炖整只鸡的话，需要把肉剔
掉另做他用，只用骨头煮汤，因为鸡肉烹调 15 分钟就是劣质蛋白质了。另
有同学提出过激素鸡、猪骨的重金属含量数倍于鸡骨架的问题，请选择安
全食材。

第二款择食鸡汤

四神茯苓鸡汤

做法视频

功效：安神、美白、消水肿

材料：鸡骨架 1 个、鸡爪 6 只、老姜 1—2 大块（建议可再加干香菇 6—7 朵，去蒂头）

药材：芡实（生）38 克、淮山 38 克、莲子（白，去芯）38 克、茯苓（白）38 克（先剥成小块，泡水 2 小时后再煮汤）

做法：1. 将鸡骨架与鸡爪汆烫后备用，老姜去皮后备用。

2. 老姜去皮拍扁放入装了 11 碗冷水的汤锅中煮滚，加入汆烫后的鸡骨架与鸡爪。

3. 再放入所有药材，以中小火煮 1 小时后加入适量的盐调味。

4. 熄火后捞出鸡骨架、老姜，药材不需要捞出，跟汤一起食用。

❀茯苓泡水 2 小时软硬正合适。

❀茯苓变黑就不能吃了。

第三款择食鸡汤

天麻枸杞鸡汤

功效： 舒筋活络、加强气血循环（感冒及怀孕期间停用，经血量大者经期停用，哺乳期可喝）

材料： 鸡骨架 1 个、鸡爪 6 只、老姜 1—2 大块

药材： 天麻 38 克、枸杞 38 克（所有药材煮前先冲洗过）

做法： 1. 将鸡骨架与鸡爪氽烫后备用，老姜去皮后备用。

2. 老姜去皮拍扁放入装了 11 碗冷水的汤锅中煮滚，加入氽烫后的鸡骨架与鸡爪。

3. 再放入所有药材，以中小火煮 1 小时后加入适量的盐调味。

4. 熄火后捞出鸡骨架、老姜，药材不需要捞出，跟汤一起食用。

做法视频

第四款择食鸡汤

清蔬休养鸡汤

功效：让身体休养生息

材料：鸡骨架 1 个、鸡爪 6 只、老姜 1—2 大块。可选择以下 1—2 种来制作蔬菜鸡汤，如胡萝卜、木耳、山药、菱角、皇帝豆、香菇、杏鲍菇、莲藕、茭白、南瓜等。

药材：这款鸡汤不放药材。

做法：1. 将鸡骨架与鸡爪汆烫后备用，老姜去皮后备用，胡萝卜去皮切块。

2. 老姜去皮拍扁放入装了 11 碗冷水的汤锅中煮滚，加入汆烫后的鸡骨架与鸡爪。

3. 起锅前 10—20 分钟，将蔬菜放入锅内（因蔬菜种类不同而有不同的烹调时间），以中小火煮 1 个小时后加入适量的盐调味。

4. 熄火后捞出鸡骨架、老姜，蔬菜不需要捞出，跟汤一起食用。

做法视频

四款择食鸡汤
饮用说明

这四款鸡汤，制作并不复杂困难，只要按照步骤，即便是料理新手也可以轻松完成。另外，可以在烹调的过程中，视自己的口味加入适当的盐来调味。每周一帖鸡汤，按照顺序，逐周轮流。

学会了温姜汁和鸡汤，也认识了一天三餐该吃进的各种营养素，也知道了要忌口哪些食物后，从今天开始，你的三餐就请比照以下方式来安排：

- **早餐前空腹**：温姜汁。
- **早餐**：鸡汤1碗*、肉2份*、2种水果（各6口）、淀粉适量（前三种必须吃够，淀粉量自己控制，整体吃到八分饱即可）。
- **午餐**：淀粉适量、肉2份、2种蔬菜做好加起来1碗。
- **晚餐**：淀粉适量、肉1份、1种蔬菜做好后1/2碗。

* 碗容量为 200 毫升

*（身高 −110）×3.75 ＝身体一天所需的肉的克数

平均分成 5 份，早餐 2 份、午餐 2 份、晚餐 1 份

建议想要怀孕的人，至少先花三个月到半年的时间调整体质，对妈妈和宝宝都好，尤其是有鼻子过敏和皮肤过敏的人别心急，为了宝宝花点时间做好万全准备，是值得的。同时，也很建议老公陪着太太一起调整体质，尤其是不避孕超过一年，仍然没有怀孕的夫妻。先生可不要以为怀孕只是太太的事情，因为如果男生体质上火，精子的数量与质量都会下降，也会致使太太不容易受孕。

做好心理调适，
怀孕成功率更高

　　除了上述的饮食调整之外，当你准备怀孕的时候，也要做好适当的心理调适才行。

　　第一件事是检视怀孕的目的：是不是夫妻双方都渴望成为父母，并且已经做好心理准备，一起迎接所有孕期的不适、挑战或生活上的改变呢？以下几点不适合作为怀孕理由：夫妻感情出现问题想拿小孩来拯救婚姻；为了满足长辈的期望；女性自身激素的影响，等等。

　　另外，有三种状况的人怀孕时要注意：

　　(1) 体重过轻

　　(2) 体重过重

　　(3) 高龄产妇（妊娠糖尿病及妊娠高血压的高危险群）

　　这三者，必须严格做好饮食控制，调整至理想体重再怀孕哦！

好孕
小叮咛 >>> ——————————

建议备孕时间：半年

用这半年时间来做什么：

1. 调理妇科疾病。

   不要忽视妇科问题对受孕、怀孕可能带来的不良影响，具体措施详见 P178 页内容。如果你的子宫肌瘤过大，而且伴随着每个月都有大量出血，建议你先向妇产科医师咨询，看看自己适不适合怀孕，再做决定。

2. 过敏问题要调好。

   爸爸妈妈如果拥有过敏体质，不论是鼻子过敏或是皮肤过敏，先将过敏症状稳定，至少三个月没有发作后，再来怀孕，否则宝宝可能也会容易有过敏的现象。

3. 备孕期的饮食即择食的标准饮食，严格执行，让自己怀得容易，怀得舒服。

优质蛋白摄取足够；下午四点以后不吃叶菜类和水果，否则容易水肿以及导致体质变寒；不让自己上火，因为身体上火是很多孕期不适的根源，要做到不吃上火食物，不晚睡，调整负面情绪。

4. 半年不穿高跟鞋。

现代女生大都有骨盆歪斜或是脊椎侧弯的问题，穿高跟鞋只会让这些情形加剧，影响怀孕。

5. 备孕期要找牙医检查口腔。

治好没长好的智齿、牙龈炎、牙周炎等口腔问题，因为孕期的荷尔蒙有可能会引发、刺激口腔问题加重。

Slim While Pregnant

| 瘦孕 |

PART ② 孕初期
0—12周

吃对食物，孕初期零不适

确定怀孕后，首先要记住这 9 件事

这章要告诉各位怀孕初期的各种准备，0—12 周的意思就是从"无"到"有"的这个阶段。

从拥有并孕育一个生命的开始，你所有的选择，都不只是你一个人承受而已，你肚子里的宝宝，也将跟着你一同承受你所有的选择。当你选择快乐，他就会跟着感受快乐；你选择吃营养正确的食物，他就会有充分的养分而得以健康成长。这一切，你将不只要为自己负责，更要为还不具备自主生存能力的他负责。

如果之前有按照瘦孕的方法认真备孕，那现在恭喜你进入人生新阶段，你也为宝宝准备了舒适的子宫环境。至于一些之前没有接触过我的养生方式的朋友，如果你是怀孕后才读到这本书，也不用过于担心，只要有心去做，任何时候开始调养身体都来得及，怎么样都比什么都不做来得好。

确定怀孕之后，做妈妈的难免会紧张，或异常兴奋，在最初迎接这个好消息时，这些必然的情绪是绝对可以理解的，但是妈妈要尽量告诉自己，平稳的情绪是你和宝宝都非常需要的，因此你要维持正常的生活作息，继

续选择适合的食物来吃，不适合自己的食物更要下定决心拒绝它们。

　　你可以告诉自己，这么做可不是为了别人，最大的受惠者是你自己，因为只要能够快乐开心地挑选自己该吃的食物，你就会有一个非常舒适的孕期。至于其他的好处，那真是族繁不及备载，但随着你阅读完这本书，你会了解好好择食而吃，健康和美丽是会紧紧跟随你和宝宝的哟！

　　提醒怀孕初期的你：

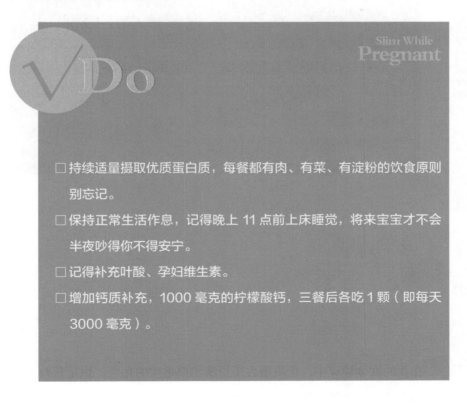

□ 持续适量摄取优质蛋白质，每餐都有肉、有菜、有淀粉的饮食原则别忘记。

□ 保持正常生活作息，记得晚上 11 点前上床睡觉，将来宝宝才不会半夜吵得你不得安宁。

□ 记得补充叶酸、孕妇维生素。

□ 增加钙质补充，1000 毫克的柠檬酸钙，三餐后各吃 1 颗（即每天 3000 毫克）。

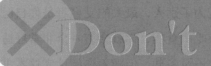

Slim While
Pregnant

□ 别穿高跟鞋。高跟鞋会导致骨盆歪斜或使脊椎侧弯更严重，并且影响怀孕。

□ 避免剧烈运动，诸如打球、跑步、剧烈的有氧运动都应停止。

□ 四帖鸡汤中，第一帖鸡汤去掉参须，第三帖鸡汤停用，并且维持整个孕期。（即使喝了一段时间才发现已经怀孕也没关系，不用太紧张，及时停止就可以。）

□ 泡澡或泡脚在孕期当中是被禁止的哟。

□ 孕妇要避免提重物。

正确摄取
优质蛋白质

在我的饮食建议中，优质蛋白质扮演了很重要的角色，也是营养素摄取的重点之一。而随着怀孕周数的增加，蛋白质的摄取量需要跟着做调整以提供给宝宝足够的营养。不过，在怀孕初期，蛋白质的摄取量和未怀孕时相同即可。

蛋白质的数量是怎么算的呢？

举例来说，一个 160 厘米高的女生，理想体重是 50 千克，公式是 160-110=50。而 50 千克的人，只要身体一切正常，没有任何疾病或内脏器官功能衰退，一天所需的优质蛋白质约为 187.5 克。

也就是说每 1 千克的体重，会需要约 3.75 克的蛋白质来支撑。因此，你可以算算看你自己的理想体重是多少，再推算出你所需要的蛋白质量有多少。计算方式如下：

（身高 - 110）× 3.75 克 = 你一天需要的肉的克数

掌握了一天所需的蛋白质总量后，接下来就是如何分配在三餐中了。假使你是个朝九晚五的上班族，每天可以在七点半以前吃完晚餐的话，那么一天所需的蛋白质，就以 2 ∶ 2 ∶ 1 的比例，分配在三餐当中。

如果你的下班时间较晚，在七点半前吃完晚餐简直比登天还难，那么直接平均分配在早餐和午餐即可，晚餐就不要摄取蛋白质了，但是淀粉的摄取还是不能舍弃哦。

至于优质蛋白质的来源，我强烈建议以肉类为主。举凡羊肉、猪肉、鸡肉、鱼类以及海鲜，都是很好的选择。在选择肉类时，还有个大原则，那就是"羊肉比猪肉好，猪肉比鸡肉好，鸡肉比鱼肉好，鱼肉又比海鲜好"。羊肉富含丰富的左旋肉碱，可以增强肌肉的耐受力和爆发力，可以让产妇在生产时更有力气。

　　看到这里，相信你心中一定浮现出一个疑问，那就是，牛肉呢？牛肉应该也算营养的肉类，到底可不可以吃？答案是，不建议。在我的经验里，牛肉容易引发上火反应、口臭，以及导致妇科方面的炎症，所以，不建议大家吃牛肉。另外要特别提醒的是，如果有肾脏病史及痛风或尿酸过高者，优质蛋白质摄取量也请征询专业建议。还有，本身有胃溃疡、胃胀、胃发炎情形的人，请务必忌口鸡肉一阵子，而有胆固醇过高情形的人，则要避开海鲜类。有妇科肿瘤如子宫肌瘤、卵巢囊肿、乳房纤维瘤的人不要吃鱼。

怀孕初期这样吃，
不缺铁，不贫血

早餐前：温姜汁

早餐：
孕期版择食鸡汤，即：制首乌补气鸡汤（去参须）、四神茯苓鸡汤、清蔬休养鸡汤，三款轮流

优质蛋白质 2 份

水果 2 种，每种 6 口

淀粉适量（以抗性淀粉为主，避免血糖快速飙高）

* 前三种为必吃项；整体吃完八分饱

午餐：

优质蛋白质 2 份

2 种蔬菜（做好后加起来 1 碗）

淀粉适量（以抗性淀粉为主，避免血糖快速飙高）

* 前两种为必吃项；整体吃完八分饱

晚餐：

优质蛋白质 1 份

1 种蔬菜（做好后半碗）

淀粉适量（以抗性淀粉为主，避免血糖快速飙高）

* 前两种为必吃项；整体吃完八分饱

如果下午觉得饿，可以用红豆茯苓莲子汤当点心吃。

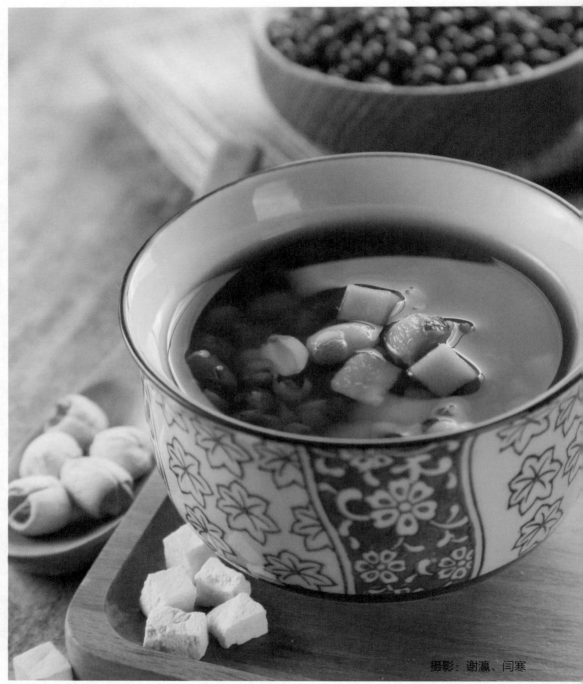

摄影：谢瀛、闫寒

红豆茯苓莲子汤

How To Cook

做法视频

材料：红豆一杯半（约 150 克）、莲子（去芯）150 克、茯苓 3 大片（约 50 克）、黄砂糖适量。

做法：1. 红豆、茯苓（片状茯苓剥成指甲大小）、莲子洗净泡水两到三小时。

2. 把泡好的红豆和茯苓放入大同电锅内锅，内锅水加到七八分满，外锅四杯水，按下开关。（如果用其他锅，加 11 碗水，200 毫升 / 碗。）

3. 跳起来后，加入莲子，外锅再加一杯水，煮好后加入适量的黄砂糖。

食用方法：★ 可当平日点心，或代替三餐中其中一餐的淀粉。

★ 晚上九点后注意吃料不喝汤，以免水肿。

Tips 如果没有大同电锅，使用压力锅、电煲汤锅都可以，将泡水后的红豆、茯苓、莲子加水一起煮。

红豆茯苓莲子汤喝五天停两天。肾脏功能不全者、生病期间的人不宜。

要煮成汤不是粥，粥很容易胀气。吃了红豆茯苓莲子汤胃胀气的话，下次可加 3 克陈皮一起煮。

红豆茯苓莲子汤孕期都可以喝。

上班族也可以头天晚上把食材放到焖烧罐里焖熟，节省时间。

若想变换口味，在红豆茯苓莲子汤里加红枣也是可以的，但要去籽！去籽！去籽！

红枣建议用量：大颗每人每天三颗，小颗每人每天五颗。

如果要吃辅助性补充品的话，早中晚各一颗柠檬酸钙（1000 毫克）；孕妇维生素及叶酸等请遵照医师指示。

● 缓解孕吐的
   ● 小妙招

怀孕初期，最让准妈妈们头疼的就是晨间孕吐，也就是俗称的害喜。不过，按照我的方法调整体质而成功怀孕的孕妇中，到目前为止，还没有人在怀孕期间害喜呢，而这个零害喜的纪录，并不需要什么特别难的方法，也是依靠正确的饮食方式就可以达到了哦。其实害喜是因为怀孕初期，身体内的激素失去平衡所造成的，所以正确的饮食可以帮助身体运作正常，相对地对于稳定激素也有帮助。不过，如果偶尔还是有轻微的害喜，也是有方法能够舒缓的。

首先，睡觉前准备一包苏打饼干，并且用保温瓶装一杯温开水，安置在床头，或是方便拿的地方。隔天早上醒来时，先不要起身，只需要把头、颈稍微垫高约 45 度角即可。在床上先吃 3—5 片苏打饼干，每一片分成 3—

4 口吃完，并且每一口都要嚼 30 下，之后再慢慢喝下温开水。吃完之后，再慢慢地坐起来，然后再缓慢地下床。如此一来，早上害喜的状况就会改善。

其实，上一章提到的每天早上空腹时喝的姜汁，对于缓解害喜症状也很有帮助，可以用 3 大匙姜汁＋ 500 毫升温开水＋适量黄砂糖或低聚果糖装在保温杯里，有害喜状况时，一次一口含着慢慢吞下去，可以连续喝个两三口。另外有些人说酸梅可止吐，但因为酸梅属于加工蜜饯不建议吃，可吃一点蔓越莓果干。

当害喜者三餐无法正常进食时，可改成少量多餐，但注意每一餐要有肉有菜有淀粉。下午四点前可以用水果来代替蔬菜（闻到油味会反胃者可使用），肉可清烫或使用姜汁酱油拌炒，也可以用中低温慢火煎。没有子宫肌瘤者，可用姜丝酱油蒸鱼吃。

孕初期（0—12 周）好孕提醒

- 从得知怀孕开始，就要严格忌口。因为这时已经怀孕的你，任何对身体不好的食物、做出任何选择，都是你和肚子里的宝宝要共同承担后果的。

- 怀孕初期依然是按照择食三餐的标准吃，唯一改变的地方是鸡汤。即从四款择食鸡汤轮流喝，改为制首乌补气鸡汤（去参须）、四神茯苓鸡汤、清蔬休养鸡汤三款轮流喝。

- 摄取足量的优质蛋白质，是让宝宝健康成长的关键，千万不要忽略。而你这个时候能给宝宝的最好的爱，就是不偏食任何一样营养素，并且只摄取对身体好的食物。

- 孕吐是激素分泌失调的症状,而上火则是造成内分泌失调的元凶之一,只要正确饮食，调养得宜，你可以免去孕初期不适之苦。

- 这三个月，体重应该跟孕前一样。孕期控制体质很重要，因为如果子宫被撑得太大，容易造成子宫悬带松弛，产后往下压迫肠子和膀胱，有人产后容易漏尿就是这样来的！

好孕实证 1：

吃对食物，轻松拥有零不适孕期

刘佳语　　年龄：33 岁

职业：行政会计

孕期调养重点：怀孕期间的营养与健康、血液循环不良、
易头晕、头痛

当前状态：宝宝四个月大，哺乳中

　　我婚后一直很想怀孕，可是结婚三年来，始终没有动静，于是便开始尝试人工受孕以及中医治疗。同时，一位朋友在邱老师的调养下整个人变得容光焕发，她建议超级想要生小孩的我与邱老师联系看看。正巧和邱老师联系上时，我的肚子也终于有了好消息，因此第一次和邱老师做咨询时，我已经怀孕四个月了。

　　当时，我牙龈肿胀，还有严重耳鸣，单耳几乎一整天都听不到声音，像是有个东西盖住耳朵一样。我单纯地以为这只是因为怀孕而产生的身体变化之一，万万没有想到是和我吃进嘴里的食物有关。

记得当时听大家说，黄豆类食品有丰富的营养素，对宝宝发育很好，于是我不断地吃黄豆类制品。同时，我的家人也很照顾我，每天早上都会帮我准备一个鸡蛋，让我摄取到足够的蛋白质；而我又听说吃芝士可以补充钙质，所以我也在早餐的面包中加入芝士做搭配。平常更是吃很多坚果，因为据说这些东西都是很营养的呢。

但是，邱老师彻底颠覆了我既有的孕期营养知识。

在检视了我的饮食习惯后，邱老师一一点出过去四个月我所吃的那些我以为对宝宝好的食物，其实都不适合我的体质。例如，我的牙龈肿胀，就是吃了太多黄豆制品所引起。黄豆类制品中含的植物性雌激素会加剧孕妇在孕期的雌激素变化，容易导致妊娠性牙龈炎。

听着邱老师的解释，我好惊讶结果居然和大家一般认定的营养观念落差这么大！

首先，最大的改变，就是不吃蛋。我心想，蛋，不是很营养吗？

"那蛋白质的摄取要从哪里来？"我问邱老师。

只见邱老师不疾不徐地说："吃肉。而且烹调时间不要超过15分钟，你就可以摄取到优质的蛋白质。"

天哪，吃肉！这是继不能吃蛋之后，又一个大问号。而且我从小就不爱吃肉，这对我来说真的是一大难题。而且邱老师还说三餐都要有肉有菜有淀粉。可是大家不是都说摄取淀粉，只会胖到妈妈吗？

邱老师解释说，必须同时均衡地摄取各种营养素，在各种养分的相互搭配之下，身体的运作才会达到最好的状态。我也渐渐明白，选择适合自己的食物，不偏食任何一种营养素，只摄取身体需要的量，如此一来，才是对宝宝最好的。

紧接着，邱老师在饮食清单上，针对我的体质划掉了好多食材，包括我最爱的某些水果，当然，让我牙龈肿胀的黄豆类也得消失。

带着邱老师给我的食物建议清单回到家，其实有点忐忑，因为这和家人的饮食习惯差异颇大，而且有不少大家普遍认为健康营养的食材，例如：鲑鱼、豆浆等，也被建议先不要吃。一开始家人觉得有点奇怪，不过我和老公慢慢地和家人沟通，逐一解释食物的特性，以及吃进不适合自己的食物，身体会有什么反应，最后大家也都慢慢接受了。我婆婆甚至到最后都不用蒜头炒菜，改用姜炝锅了。

在所有邱老师删掉的食材中，让我最惊讶的是还有水果类。尤其，我是个从小就爱吃水果，也深信多吃水果对皮肤好的人。

但是，没想到邱老师说："你就是吃了太多水果，身体才会这么寒。"本想说，好啦，那我少吃一点水果好了。正当我下定决心时，邱老师下一个就把我最爱吃的水果，荔枝，从清单上删除了。原因当然是，荔枝是上火榜上有名的水果之一。

怀孕期间正是荔枝的盛产期，我却不能吃，实在有点煎熬。不过，我告诉自己要忍耐，实在忍受不了时，就离开现场，眼不见为净。最后，我怀孕期间一颗荔枝都没有碰哦！

割舍掉了我最爱的荔枝与鸡蛋后，还得挑战我不爱吃的肉类，尤其是羊肉。

羊肉的味道特殊，不论怎么处理，每次都得捏着鼻子才能吃完。不过邱老师说，羊肉可以让我生产时肌肉更有力量，为了生产顺利，为了宝宝，我还是告诉自己：吃就对了！

就这样按照邱老师的饮食建议吃了一个多月，我的牙龈肿胀完全消失，耳鸣的状况也改善了很多，从过去可能一整天都听不到的状况，慢慢变成只有半天听不到，甚至是只有几个小时听不到而已。而原本多梦的我，开始吃钙片之后，也改善了很多。

我对自己身体的变化感到惊讶，更没想到光靠改变饮食就可以改善怀孕期间身体的不适，真的是太幸福了，也觉得和邱老师真是相见恨晚。

接下来的几次咨询之后，我跟老公都努力执行邱老师的饮食建议，出门时，我们永远都吃小火锅（当然是不吃麻酱等上火调料的择食版火锅啦），就连朋友聚餐也是，因为我想要有一个对宝宝好也对自己好的怀孕过程。

除了亲身体会到吃对食物后身体的回报，以及完全没有不适的孕期之外，对于常常听到朋友提醒我的水肿问题，我更是从来没有担心过。

记得有一次我想买一双有气垫的鞋子，好让自己走路舒服点。卖鞋的店员看我是孕妇，强烈建议我买大一号的鞋子，原因是怀孕到后期，一定会水肿，鞋子就会穿不下了。没想到这时候我老公充满自信地说："不用买大一号，她一定不会水肿。"

事实证明，我真的一点水肿都没有。没想到我的怀孕过程，可以破除大家对怀孕时一些身体症状的迷思，而且靠的只是饮食的改变而已。

在怀孕的过程中，我的公公常会问我说，有没有哪里不舒服？肚子越来越大啦，生活上有没有哪里不适应的？不过，我的回答都是："没有，很舒适。"我公公还开玩笑地说："你很适合生小孩。"听到公公说这句话，再回想起过去努力想要怀孕的过程，真的感触很多。

　　过去，为了怀孕，人工受孕的治疗前前后后总共进行了三次。记得当时我必须每隔一天就打一次针，先生原本还担心我的身体会承受不了，但是其实我的心理压力，比身体承受的压力还要大。特别是每次结果揭晓的时刻，原本期待的心情，却总是落空。因为在事前医生们总是说，我还年轻，成功概率有50％以上，但是，每次的结果都落空，我也每次都哭得好伤心。

　　后来我转而寻求中医的帮助，我老公怕我没耐性的个性会半途而废，便跟着我一起吃中药，两个人都借着中药来调养身体。但是看了中医不到三个月，我受不了漫长的等待，无法接受不知道什么时候会有结果的煎熬，又再次进行了人工受孕。

　　没想到，这次的结果更让人伤心。因为，起初受孕成功了很开心，但是两个月过去，宝宝一点长大的迹象都没有，医生最后决定让我吃药，排掉这个宝宝。吃了那个药，真的好痛，痛到我得在家里躺上一整天，身体和心理都受到伤害。这次受孕失败后，我才又回到中医的怀抱，继续调养身体，希望能够成功怀孕。

　　但是，现在的我，有了一个可爱的宝宝，正在哺乳当中，而且奶水量充足。我的宝宝甚至在一个多月大的时候，就已经可以一觉到天亮，也没有肠绞痛的问题。这对我这个新手妈妈来说，真的是很大的福气，我想这应该和怀孕期间，正确的饮食与正常作息有很大的关系。

　　现在，我想着要再怀下一胎，也打算喂母乳满六个月后，再度和邱老师碰面。而且我相信在邱老师的调养方式下，我不必再忍受打排卵针或中药调理才能怀孕的漫长过程。

Slim While

|瘦孕|

Pregnant

PART ③ 孕中期
13—24周

增量摄取优质蛋白质、补充胶质，控制体重增长

　　怀孕进行到第 13 周，肚子已经慢慢变大，到了让人一眼就能看出你是个准妈妈的阶段，甚至还得开始打点自己的孕妇装了，相信此时的你，应该已经习惯了身体里有个小生命跟着你一起吸收、苗壮成长。妈妈要注意自己饮食的分量和营养素摄取是否足够。此时你更要控制自己的体重，不要随意地大吃大喝，才能够保持健康的身心及好身材哦！

　　在这个阶段，宝宝长大的速度开始加快，大约 20 周开始，你会感受到宝宝的动静，而这一点一滴的胎动，正是你亲爱的宝宝在跟你打招呼。所以喽，更要谨慎地挑选吃进嘴里的食物，如果你一直都认真忌口，那么请继续维持；如果偶尔有偷吃或是贪嘴，那么请想想，你所吃进的每一口食物，都是宝宝的养分，即便只是一小口，都直接关系到宝宝的吸收。如果你吃进对身体不好的食物，身体会加以吸收，在你肚子里的宝宝当然也会吸收到这些上火或寒性食物的不好成分啊！所以，对于该忌口的食物，一定要继续坚持拒吃；而必须摄取的营养素，也一定要继续认真吃，坚持下去！

宝宝的营养需求增加，
要开始增量摄取优质蛋白质啦

基本上，要吃哪些食物，该怎么作息，都和怀孕前及怀孕初期的体质调整相同，唯一不同的是，优质蛋白质在这个阶段必须增量摄取。

蛋白质是生命成长过程中最重要的营养素之一，而怀孕进入中期，不只妈妈需要养分，宝宝对于营养的需求也大幅增加，因此，每天摄取的蛋白质要增加50%。

现在请回想前面教过你的蛋白质摄取计算公式，按照你所需的蛋白质量，加上50%，便是你在未来三个月中，每天必须要摄取的优质蛋白质数量。

以160厘米高的女生来说，怀孕初期需要的蛋白质为一天约187.5克；进入到中期，必须增加50%（约94克），也就是说一整天必须摄取总量约281克的肉类。或许你对这些数字没有概念，或许你已经很了解这些数字代表多少，这样乍看之下好像很多，不过分配到三餐之中的话，其实刚刚好呢。

如果你可以在晚上七点半前吃完晚餐，就请依照2：2：1的比例把一天之内该吃的肉类，分配到三餐之中。亦即，早餐约113克肉类，午餐约113克，晚餐约55克。

如果你真的没办法在七点半前吃完晚餐，那么，就把该吃的肉量平均

分配到早餐和午餐，即早餐和午餐的肉量都要达到 140 克。或选择在下午
吃一块去皮的炸鸡，把晚餐所需要摄取的蛋白质，移到下午的时候吃掉。
选择白天吃肉，身体也有充裕的时间来消化和吸收。

　　如果孕期吃不了肉，可以通过燕窝补充蛋白质。但是注意烹调时间不要
超过 15 分钟，不然也会变成劣质蛋白质。可将燕窝泡发，早上热鸡汤时涮进
去吃。

预防妊娠纹，
从现在开始重视胶质补充

　　接下来，要登场的是从现在开始要加入你的饮食清单中的重要营养素：
胶质。

　　多补充胶质，可以增加肚皮延展性，在肚子慢慢被撑大的过程中，可以
减少妊娠纹的出现。补充足够的胶质，还可以帮助你在产后迅速下奶，并在
哺乳期结束之后依然保持胸部坚挺。而胶质存在于哪些食物中呢？除了大家
熟悉的猪蹄以外，鸡爪、牛筋、猪皮以及海参、花胶，都含有丰富的胶质。
如果是吃猪蹄补充胶质的，注意吃皮不吃肉，因为猪蹄里的肉久煮之后会变
成劣质蛋白质。胆固醇过高的孕妇只能吃海参，海参中的胆固醇含量基本为零。

胶质跟其他营养素比起来，有一个好处就是耐久煮，不会因为烹调时间过长而导致营养素流失，因此我们可以用卤的方式来料理，既能吸收到营养也超级美味。所以喽，卤味摊里所贩卖的东西，几乎只有这种耐久煮的胶质类可以吃，其他大部分都属于上火或是劣质蛋白哦。但要记得卤味摊买回的卤鸡爪要先过热开水后再吃，因为卤汁里可能会有香油或其他会上火的辛香料。

另外，你可别选择市面上加了很多辛香料的卤包来料理，别忘了大部分的辛香料都会让你和宝宝上火。最佳的卤汁配方是：先把老姜去皮拍扁，加入清酱油与些许的水；喜欢肉桂的人，可以加点肉桂粉或肉桂叶增加香气；再加一点糖和米酒，和材料一起下锅炖。这简单的卤汁，就能做出一道能补充营养又能维持身体温暖质地的菜肴，让你轻松端上桌。

建议准妈妈每周至少补充三次胶质，每次大约半碗量（以猪皮来说，巴掌大小就可以了，大一点的鸡爪两个就很足够了）。

保健食品要吃什么

除了蛋白质和胶质的增加之外，钙质的摄取也切记不能间断。柠檬酸钙的摄取也可以从每天 3000 毫克增加到 4000 毫克，即睡前要增服一粒。

蔬菜水果的摄取量，可别跟着加倍，维持原本的数量就好。除非怀孕中期出现排便不顺畅，或是便便比较硬的状况，可以在午餐或是下午四点以前，多吃 6 口水果。小心不要吃多了，因为吃太多蔬果很有可能会造成水肿，或因体质变寒而让免疫力下降。孕妇维生素及叶酸等，则要遵照医师指示服用。

以上就是在怀孕中期需要加量的营养素，是不是很简单就能掌握呢？为了你和肚子里的宝宝能拥有健康身心，请继续加油！

孕期
增重时间表

按照择食方法调理的孕妇，前面三个月都不会增加体重的，体重在第四个月之后才开始增加。所以，你现在的体重比怀孕前增加了多少呢？

过重的宝宝对妈妈是一大负担，更会增加生产的难度，更别说还有可能引发孕妇高血压、糖尿病。因此，适当地增重，不只宝宝健康，妈妈也能神清气爽。所以体重控制问题，不单单只是牵涉到宝宝的重量而已，也关乎母体的健康，如果没有正确的饮食，就有可能会胖到妈妈身上。

　　增加多少重量才是正常呢？通常在西医门诊中，正常情况下妇产科医生都会建议体重增加10千克左右，但是，我咨商的孕妇增重标准是：8千克。没错，就是8千克，你没听错，也绝对不会太少！

　　而且从怀孕到生产过程当中，这8千克还有严格的分配管控。首先，怀孕初期三个月内，体重不应该有所增加。从第四个月开始，以每一个月增加1千克为标准。到了最后两个月，宝宝可能会大得比较快，就算一个月增加1.5千克也没关系。总之，最好不要超过8千克就对了。到目前为止，我所调养的孕妇当中，普遍增重都在8—10千克左右，每个宝宝也都是2.8千克—3.1千克的健康宝宝。不要以为这个目标很难，事实证明只要你按照我的建议，确实忌口、作息正常，你也能办得到。

　　至于怀孕前三个月，体重为何不应该增加呢？其实，怀孕前三个月受精卵在子宫里还只是一颗小红豆大小而已，这时候体重如果增加，可就真的都是妈妈的问题了。而且体重的增加，多半是水肿的关系。因为怀孕初期的妈妈，体内激素不平衡，或者营养摄取不均衡，都会引起水肿；也常见到有些情绪不稳定的孕妇，会在怀孕期间过量摄取一些上火食物，如洋芋片、爆米花等，或者迷信大量的生菜水果可以让宝宝皮肤漂亮，这样不按照自己的体质进食，得到的结果当然就是水肿喽！

　　所以，怀孕初期没有增重的妈妈，也表示确实做到了正确饮食及作息，别再把怀孕当作吃东西的免死金牌了，妈妈的身体状况和宝宝息息相关，切记这点准没错！

做好按摩，
有效预防妊娠纹

辛苦怀孕的妈妈们，为了怀孕身体产生了剧烈的变化，而最大的改变莫过于必须被撑大的肚皮，几乎每个妈妈或多或少都会有一些妊娠纹，这个所有女生都害怕的身体印记，往往毫不留情地破坏皮肤的美观，有的人甚至从此得和比基尼、迷你裙说再见。所以，到了怀孕中期，不管你用哪个品牌的除纹霜、滋养乳液，此时此刻就可以开始使用了，不要等生完卸货了才开始擦拭，那早已错过最佳的时机。

最佳的除纹滋养乳液涂抹时间，在洗完澡后或是睡前，针对变化最大的肚皮涂抹，涂抹的时候，也可以顺便跟宝宝说说话、培养你们之间的感情。其次，身体的其他部位，也可能会因为怀孕而导致皮肤跟着改变，所以第二个要照顾的部位便是胸部，如果胸部这段时间大得很快，也要擦点除纹霜。此外，记得腰侧、腰后、大腿内外侧、鼠蹊部、臀部、臀部下方，都要记得一并保养，想要卸货后跟少女一样的话，就不要轻忽这些地方的细节保养。

每个部位在涂抹时都可以加入按摩手法强化吸收，接下来就用肚子这个部位示范，如何利用简单的手法，达到皮肤保养与纾解压力的双重效果。

记得身体的其他部位，也要比照操作哦。不过，一旦皮肤发现异状或是有任何不舒服，就应该立刻停止，并且请教专业医师的建议才行。

/ 肚皮舒缓除纹按摩 /

开始按摩前，可先做几个深呼吸，让自己放松，也可以把双手手掌搓热，再涂上自己惯用的除纹霜。

1. 双手手掌交替，以顺时针的方向，绕着肚皮涂抹除纹霜，持续打圈按摩 3—5 次，让除纹霜好好吸收，手掌的热度与皮肤的抚触，也有助于让你和宝宝放松。

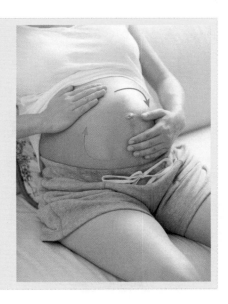

2. 接下来照顾下腹部，双手交替着由
　　下腹部往上抚滑到肚脐处，也是重
　　复3—5次。

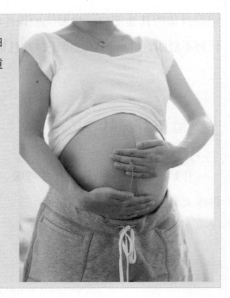

3. 再由肚子两侧往肚脐方向轻推抚
　　滑，一样重复约3—5次。

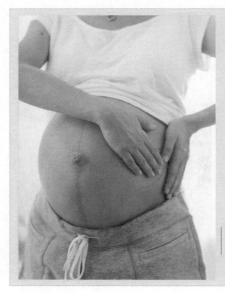

按摩指导示范"玩 . 疗愈"工作室 Kaya Wang
kayawang.massage@gmail.com

　　整套肚子按摩大约 10—15 分钟，最后也请将双手轻柔地安放在肚子上，为按摩画下尾声，同时感受一下宝宝和你的互动，并趁着这个时候，和宝宝说说心里的话，将你满满的爱传递给宝宝。不要以为宝宝只是个胚胎，根本听不懂话语，胎内记忆已经被科学证实，只要你用心传达、用爱去表达，肚子里的宝宝一定能够感受到你对他的爱。

准妈妈要注意
这些生活禁忌

　　适当地按摩，可以舒缓紧绷的心情和肌肉，而且透过皮肤的抚触，也可以和肚子里的宝宝产生互动，这也是种很美好的胎教啊。

　　孕期按摩，可以自己动手，也可以请老公或家人协助。在下一个章节，将会有为准妈妈量身打造的按摩建议，但是，在这之前，要事先说明的是，某些特殊情况，是不适合进行按摩的，请你在开始按摩前，先确认自己是否有以下情形。

/ 绝对不能进行按摩的状况 /

◎怀孕前 12 周不宜按摩。

◎有流产或早产历史的整个孕期都不要按摩。

◎子宫颈闭锁不全、前置胎盘、胎盘剥离者，忌按摩。

◎怀孕期间有糖尿病、高血压与妊娠毒血症者，不要按摩。

◎静脉曲张严重者，不适合孕期按摩。

◎肚子饿、刚吃饱或是有严重负面情绪时，不要按摩。

◎影响怀孕的部分穴位，严禁按摩：

●三阴交：活血通经，有可能造成流产。

●合谷穴：按压会促进催产素的分泌，可能会引发早产。

●肩井穴：刺激太强容易使人休克，亦对胎儿不利。

●肾俞穴：力道温和不宜施压。

●承山穴：力道亦需轻巧，不可施压。

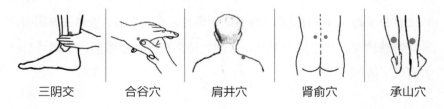

| 三阴交 | 合谷穴 | 肩井穴 | 肾俞穴 | 承山穴 |

✼ 腹部穴位，乳头，大腿内侧：属敏感部位，不要加以刺激按摩。

/ 按摩过程中，必须加倍小心的地方 /

◎怀孕最后一个半月，按摩力道不宜太强。

◎乳房、腹部、脊椎以及关节足踝，这几个地方不可以大力施压。

◎按摩时避开伤口、皮肤红疹，或有感染之处。

◎按摩过程中，如有任何不适，马上停止。

除了按摩，前面章节一开始就告诉大家怀孕期间要停止泡澡或泡脚的建议，让许多爱泡澡的妈妈，大呼可惜。不过，因为怀孕期间，泡澡或泡脚的热水温度刺激，可能会导致孕妇体温升高，而产生晕眩等不适的症状。所以，得三令五申地要大家别泡澡了，等宝宝平安出生后，再重回浴缸的怀抱吧！

孕中期（13—24 周）好孕提醒

- 优质蛋白质摄入量每日增加 50%。

- 每周至少补充 3 次胶质，每次半碗的量。

- 一天可以吃 4 次柠檬酸钙（每次 1000 毫克）。

- 蔬菜、水果的量保持不变。

- 其余营养素补充遵医嘱。

- 这三个月，体重每月增加 1 千克。

- 要开始除妊娠纹的按摩了（一定注意按摩禁忌）。

好孕
实证 2：

严格忌口，高龄产妇照样轻松好孕

王小姐　　年龄：37 岁

职业：营销

孕期调养重点：调养成可以生宝宝的体质、头痛

当前状态：宝宝四个多月，哺乳中

　　我怀孕时已属高龄，在一般人的认知里，或是西医的界定里，可能会有不容易受孕的情形，也可能在怀孕期间或是生产时，比起年轻的孕妇更加辛苦，存在着更多的风险。但是，这些状况在我身上一个都没发生。

　　整个怀孕的过程中，我没有害喜、没有任何不舒服，也不会大吃特吃，更没有因为挺着大肚子而行动不便，而且刚生产完一个星期，我就恢复到怀孕前的体重了，跟我的同事惊天动地的怀孕过程相比，我简直是平和得不得了。

　　而我所做的最彻底的一件事情便是，该忌口的食物彻底忌口。我也相信，

这是让我这个高龄产妇，舒适稳定地度过孕期的最大功臣。

不过，说实在的，这真的是一项艰巨的任务。首先，得理解各种食物的特性，明白哪些食物适合自己，哪些会让身体上火或太寒，我和我老公确实花了点时间习惯与适应。好啦，我必须坦承，因为上班比较忙碌，我们又是几乎餐餐外食，比较少在家里自己下厨，实在很难按照邱老师建议每餐都有肉、有菜、有淀粉的吃法进行，不过，每天早上的鸡汤，我可是有乖乖地喝哦。

虽然每次咨询都还是会被老师念："优质蛋白质摄取得不够，这样不行。"但是，当我们开始不吃蛋以后，身体的改变，已经让我大呼："真是太神奇了。"

相信很多人跟我一样，每天都要吃上一颗蛋，因为从小就被灌输这样的营养观念。并且也认为，这项食材是营养百分百，对身体有益处的。不过，自从舍弃了每天早上都要吃一颗蛋的习惯后，我的精神居然变好了，而且每回月经来我都得因为剧烈头痛而请假的问题，也完全消失了。经常性的腰酸也改善很多，我老公的过敏也逐渐好转，甚至，我再也不必去美容院报到做脸了。没想到跟邱老师咨询，还可以省下一笔不少的保养做脸费用，真是一举数得。

接着举凡和蛋有关的东西，例如，面包、蛋糕、蛋卷等，我都严格把关，绝对不吃。我会特别看面包的营养标示，只买没有添加蛋的吐司回家，办公室的同事们，偶尔也会切个蛋糕或买个小甜点给我吃，好慰劳我这辛苦的妈妈，但是也都被我严正地拒绝了。虽然心里会觉得对同事们的好意过意不去，不过我还是坚信要只吃对自己身体好的东西，特别是我已经这么高龄才怀孕，更是不能马虎懈怠。

　　除了蛋之外，我百分百忌口的，还有邱老师再三叮咛的黄豆类制品。我可以保证，整个孕期，我一口豆浆都没喝。虽然认为豆浆很营养的家人，偶尔还是会好心劝说一下，希望我可以多少喝一点，说是会让宝宝皮肤白嫩，对妈妈也很滋养。不过，我相信邱老师的说法，黄豆类制品与我的胃火有关，会造成我身体的不适。

　　另外，我必须要忌口的还有鱼类，这是针对我的子宫肌瘤问题，老师特别交代的。因为我如果吃太多鱼的话，很有可能同时养大宝宝和肌瘤，这怎么可以呢！当然，要坚决地拒绝鱼肉。让我原本担心会影响怀孕的肌瘤，一直到我生产完，都没有变大或是影响到宝宝，真的让我安心很多。

　　突然认真忌口，有这么多不吃的东西，也有很多过去从来没有的饮食原则，和朋友相约聚餐时，还坚持要吃小火锅和寿喜烧，逼着大家陪我。这么大的改变，难免会引来朋友的关心和询问，担心我在怀孕期间还傻傻地惦记着减肥，大家纷纷跟我说："不必这么辛苦啦，我怀孕的时候还不是什么都吃。"或是："偶尔吃一点没关系的。"其实，我这么狠心拒绝那些食物，全都是为了宝宝好，况且忌口之后，我自己本身的身体状况也跟着变好了，一点也不痛苦，当然要继续忌口，坚持下去啊。

　　其实一开始，我们真的没想到光是做到忌口这件事情，就已经有这么明显的改变，如果真的确实遵守其他饮食建议的话，应该会有更棒的效果。

　　回想起怀孕过程中，除了初期还没稳定时常见的出血问题稍微让人担心之外，就是多了一个大肚子，其他对而我言是真的一点都没变，不论是身体还是生活上而言，都没有任何负担或不适。

我自己有个舒服的孕期，一对照我那个各种不舒服都一起出现的孕妇同事，真的是天壤之别。所以喽，我买了一本邱老师的《择食》送给她。她按照邱老师的建议改变吃东西的习惯后，皮肤就不痒了，身体也因此变得敏锐，因为她只要再吃到不适合的食物，皮肤就会立刻过敏。

另外，有个朋友的宝宝有严重的皮肤过敏问题，我和她分享不吃蛋的心得，她也试着让她的宝宝开始忌口蛋，听说过敏状况也改善很多。这些忌口心得，没想到不只帮助我度过漫长的怀孕过程，也帮助了我身边的朋友们。

对了，关于忌口，别忘了还有坐月子的时候，坚决不碰麻油鸡！

这个东方人坐月子必吃的补品，邱老师也再三告诫说，一定要事先就跟家人沟通好，不吃麻油鸡，因为实在太上火了。原本以为沟通会很困难，但是，因为我的家人全部都跟老师咨询过，比较能理解食物和体质之间的关联，婆家也很习惯我在开始咨询后，有些东西会忌口，因此，当我说我不吃麻油鸡的时候，大家都很能接受。我也特别叮咛月子中心，在我的三餐中拿掉鸡蛋、海鲜、麻油类料理。

还有一个让我大呼神奇的地方，便是体重恢复的速度。我生完宝宝一个星期后住进月子中心，量体重时，就已经恢复到怀孕前的重量：50千克！也就是说在怀孕期间，我所增加的重量全部都在宝宝身上，一点都没有胖到自己呢。

不过，邱老师还是对我怀孕期间的体重控制很不满意，因为整个孕期我增重了10千克！以邱老师对于孕妇增重的要求，至多8千克的标准来看，我真的是超过太多了。每次咨询都被邱老师大念特念。如果再给我一次机会的话，我应该可以达到标准，邱老师不要再念我了啦。

　　我最后因为担心自己年纪大了，怕生到一半会没力气而选择剖腹产，所以没能体验到自然产的过程。除此之外，整个怀孕的过程，我还是觉得很神奇。想想看，一个小小的宝宝，就在肚子里一天一天长大，生出来的时候，看着小宝宝健健康康的，就会觉得怀孕生产是一件很奇妙美好的经验。

　　虽然在邱老师眼里，我真的是个不太乖的孕妇，但是鸡汤我都有认真喝，也很认真忌口，我想也正是因为如此，我才有个舒适的孕期，还有一个好健康的宝宝。谢谢邱老师。

Slim While

| 瘦孕 |

Pregnant

PART ④ 孕后期
25—36周

营养充足，为产后泌乳做好准备

怀孕后期的饮食，只要遵照先前的原则即可。只是随着胎儿日渐在肚子里长大，妈妈需要的营养会跟着越来越多，因此进入怀孕后期，妈妈必须要吃得更多。而这个阶段的主要任务，就是要为生产后的泌乳提早做准备，别以为生完小孩自然就有母奶可以供应宝宝，充分的准备可是非常重要的！另外，针对许多孕妇担心的水肿问题，这一章也会分享一些舒缓的小技巧哦！

优质蛋白质
和胶质都要加量

这个阶段里，优质蛋白质、胶质都需要比前一个阶段再增加分量。

优质蛋白质，比起怀孕初期要增加一倍，也就是说假如原本一天要吃进 187.5 克，怀孕中期增加到一天要吃足 281 克，现在到了后期，一天的优质蛋白质摄取量，就必须增加到 375 克才足够。

每一天摄取优质蛋白质的分配方式，同前面一样要各自分配到三餐里吃完。可以七点半前吃完晚餐的人，早餐的肉增加到 150 克，午餐 150 克，晚餐的肉量，则是 75 克。无法七点半前吃完晚餐的人，那就早餐以及午餐平均分配，各吃 187.5 克的分量。另外，如果可以，最后这几个月，进食的肉类尽量多选择羊肉，因为羊肉中的左旋肉碱，可以增加肌肉的耐力和爆发力。这股力量，在你生产的时候就会派上用场了，所以请认真吃羊肉吧。

在找我咨询的对象当中，部分孕妇对于吃肉这件事情，本身就不喜欢，到了现在要再增加肉量摄取的情况之下，偶尔会觉得一天要吃好多肉，对此有点吃不消。其实，只要在料理的方式上多点变化，你就不会这么容易感到厌烦。料理方式有很多种，首先你可以把肉片淋上姜汁酱油直接放进小烤箱，烤好之后还会有香喷喷的肉汁可以淋在饭上，这样的吃法相当下饭，不会让你觉得有负担；当然也可以和蔬菜一起下锅拌炒，香味四溢的菜肴会让你口水直流；或是把肉片涮一下烫熟再加入鸡汤中，也很美味。多点巧思变化，让自己的三餐变成一种享受，不但吃进对的食物，还吃出一番新滋味，这份愉悦的情绪肯定也能传达到宝宝那边，他也会跟着你一起开心。

前几个月为了增加皮肤延展性而摄取的胶质，其实也有助于泌乳，因此在最后的怀孕阶段，胶质的补充，可以再增加至一周五次。其他的食材维持原本的分量即可。

另外，最后这段时间，对于会上火的食物要严格禁止，因为会上火的食物，容易让身体上火而造成肌肉紧绷，临到生产时，会让产道失去弹性；

此外，也会让宝宝上火而产生黄疸。所以，我要不厌其烦地再说一次，"请远离上火的食物"（重点！重点！），并且控制好内火，维持好作息与情绪。你就会有一个零黄疸的宝宝。注意不要上肝火，不要熬夜。

第四个月开始，正常情况是一个月增加 1 千克，最后两个月，每个月增加 1.5 千克。要认真做好体重管控，血糖偏高者，要特别注意淀粉摄取量的控制，注意细嚼慢咽，若血糖超标，必要时可改用糙米跟燕麦跟白米 1∶1∶1 比例来代替淀粉；有皮肤过敏者可将白米饭煮好后先放进冰箱冷藏或冷冻一夜，让米饭转成抗性淀粉再食用。

辅助性补充品也可以在早中晚睡前各吃一颗 1000 毫克的柠檬酸钙；孕妇维生素及叶酸等请遵照医师指示。

零水肿，
孕后期照样美美的

相信大家一定都听过怀孕的朋友到了后期，因为水肿而必须买大一号鞋子的故事，许多人的观念里也认为怀孕水肿是天经地义的事情，好像每一个孕妇都一定会水肿。但是，我在这里要告诉大家，如果用心摄取足够的营养素，按照建议每餐都有肉、有菜、有淀粉，再小心避开上火的食物或料理方式，其实怀孕根本就不会水肿。

而我所调养过的孕妇，也几乎都不会受水肿困扰。如果都按照我建议的方式做了，却还是水肿，那么请回头检视一下自己这段时间的饮食，有没有这些可能让你水肿的情况：

优质蛋白质是不是吃太少了？

有没有在下午四点以后吃叶菜类或水果?

蔬菜水果，是不是不小心吃过量了？

水分的摄取是否过量或不够？

目前身体是否正处于上火状态?

摄取水分的时间，应该是从早上起床到晚上九点以前，冬天时摄取 1800 毫升，夏天摄取 2000 毫升。晚上九点以后如果口渴，喝水的方式是，一口水含在嘴里慢慢吞下去，过一会儿觉得渴再含一口水慢慢吞下去。而且正确的喝水方式，应该是一次两三口慢慢喝，不是一口气咕噜咕噜喝下肚。

如果已经水肿，除了重新调整吃进去的食物之外，我们也可以借由外部的按摩来帮助减缓水肿带来的不适。这个时候，就是你可以请家人或老公参与怀孕过程的好时机，请他们来帮你做一些简单的按摩动作，既可以增进感情，更可以让他们觉得自己对于肚子里的宝宝也有所贡献。

首先，请平稳地坐在床上、沙发上或是铺了软垫的地上，采用双手可以触碰到脚底的前提下最舒服的姿势。准备好了之后，可以涂一点平常惯用的乳液或按摩油在手上，增加肌肤之间的润滑度。

/ 消水肿的按摩步骤 /

1. 先从左脚脚底开始，找到前脚掌下
　缘的中心点，用拇指指腹轻轻地揉
　按，3—5次。

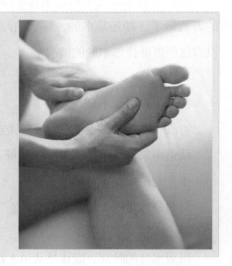

2. 接下来是脚跟内侧。同样以拇指指
　腹，沿脚跟内侧轻轻推揉到足弓处，
　再重新回到脚跟内侧，往前推揉，
　也是3—5次。

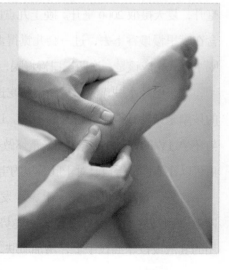

3. 最后，从脚踝处开始，用手掌轻轻地由下往上，为小腿进行按摩。力道务必轻柔，就像是平时擦乳液般，轻轻抚触即可。次数也是 3—5 次。左脚按摩完后，就可以换右脚了。

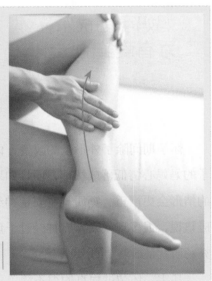

按摩指导示范"玩 . 疗愈"工作室 Kaya Wang
kayawang.massage@gmail.com

　　如果你的水肿只是暂时性的，也许只是今天站太久了，或是裤子穿太紧而造成的，等到水肿自行消失时，当然也可以借着消水肿按摩来舒缓。不过，要提醒的是，怀孕期间的按摩力道都要非常轻柔，因为脚部有不少会影响宝宝的穴位，过度按压可能会造成不适，这点是和一般未受孕的人不一样的地方，请孕妇要特别注意。

妈妈孕期快乐，才有爱笑的宝宝

　　怀孕期间除了外形上的改变，体内剧烈的激素变化，也常常让大着肚子的妈妈心情低落或忧郁，而且如果没有认真地补充钙质的话，通常忧郁的情形会更严重。钙质具有安定神经的效果，我咨商的对象当中很多人，应该说，很多现代人都有神经过于焦虑、没耐性或是易怒等特性，那么补充钙质就是很重要的课题。

　　其实，怀孕过程真的很不简单，因为激素会开始大大变化，当发现自己有严重的情绪变化时，请先告诉自己要放轻松，想想肚子里那个完全依靠你一点一点成长的宝宝，如果你不开心，肚子里的宝宝也会快乐不起来的。当你心情不好的时候，你可以试着想象宝宝将来出生时的可爱模样，如果你不常笑，宝宝就也不可能常常笑啊！这就是所谓的胎教，你可以决定宝宝的一切，就连情绪也是一样的，所以一定要让自己当个开开心心的准妈妈。

　　我也建议怀孕中的妈妈，尽量选择去听一些可以让自己感到放松和开心的音乐、多看充满欢乐的电影。简单的原则就是，绝对要杜绝可能引起自己感伤或者忧郁的任何事物，相反地要多接触让自己心情愉快的事物。所以喽，就算你只是孕妇身旁的伴侣，也要特别注意这点，因为孕妇的情绪很需要一个具有稳定情绪的人来照顾。

孕后期（25—36 周）好孕提醒

- 优质蛋白质摄取量比怀孕初期增加一倍（如原来为 160 克，现在改为 320 克），胶质一周补充 5 次。其余饮食原则依然不变。不要吃太多误以为会让皮肤变好的水果，最后只会让你身体变寒、水肿或皮肤过敏、鼻子过敏。

- 学着吃羊肉。羊肉左旋肉碱含量多，可以让肌肉有耐力和爆发力，生产时更有力气。

- 32 周后，每月体重增加 1.5 公斤。

- 孕后期如果身体水肿了，看是否优质蛋白质摄取不足，是否在下午四点以后摄入叶菜、水果，或蔬果摄入过量，看身体是否有火。

- 保持心情愉悦对孕妇来说很重要。我们做饮食调整避免上外火，至于内火，则需要保持良好的情绪，可以借由柠檬酸钙稳定激素水平，平缓心情。

好孕实证 3：

调成温暖体质，怀双胞胎也能四肢纤细只长肚子

颜小姐　年龄：31 岁

　　　　职业：科技信息

　　　　孕期调养重点：准备怀孕、乳房纤维瘤重复增生、肠胃不适、
　　　　　　　　　　　易疲劳

　　　　当前状态：双胞胎，怀孕 32 周

　　其实，我真的万万没有想到在邱老师的协助下，我不只更健康，还圆了生病母亲希望见到我怀孕的心愿，更赞的是我即将有一对可爱的双胞胎女儿！是的，是许多人梦寐以求的双胞胎哦！

　　一开始，只是希望生病的母亲能够借着邱老师的调养方法，让身体的状况好一点，不过在我和老公亲身体验之后，真的可以用"恍然大悟"这四个字来形容。

　　过去我们觉得大毛病没有、小问题一大堆的身体是很正常的，毕竟身边很多朋友都是这样，也就以为大多数人都理所当然应该是这样。

　　其实这些"小问题一堆"的身体状态，都是自己一点一滴造成的，这些，根本都不是我们该去承受的——除非你没有好好善待自己的身体。而且，我觉得最珍贵的是，从邱老师那里学到的方法，让人有种能够掌控自己身体的感觉，真的很棒，是前所未有的体验。

　　至于怀孕的计划，邱老师在咨询过程中，她特别叮咛我们："调养期间不可以怀孕，要认真避孕。"她希望我们把身体调整到最佳状况后，再来怀孕比较适当。邱老师说的话好像有一种魔力，我想那是因为我们之前已经遵照她的方式去调整，所以现在对老师的话深信不疑。我们很认真地遵守邱老师的避孕叮咛，当然一方面，那段时间因要照顾生病的妈妈，没有多余心力想怀孕的事情。

　　后来，为了完成妈妈希望看到我怀孕的心愿，我在完成跟邱老师的咨询课程后，主动向医生要求进行人工受孕。还记得当时检查身体时，医生说我的身体状况很好，受孕成功机会很高，最后，我也很顺利地第一次受孕就成功，这件事让母亲非常高兴，也让她放下心里的担忧，算是完成她老人家的一桩心愿。

　　现在回想起来，我能够第一次受孕就成功，得归功于我的身体状况还不错，因为我后来才知道很多人其实要做好几次才成功，甚至有人根本就没做成功，像我这样一次就成功的案例不多。邱老师调养身体的方式，绝对有很大帮助。

　　得知怀孕的消息后，亲戚们开始担心了，因为怀着小孩的同时，还要照顾生病的妈妈，大家怕我身体负担不了。可是，我却一点也不觉得辛苦。

　　尤其是人家说最辛苦的怀孕前三个月，我一点不舒服的症状也没有，顶多就是偶尔起床时有轻微的恶心感。此外，我不会疲倦，也不会很想吃东西，也没有严重的孕吐。而且当时要照顾病危的妈妈，甚至到后来处理后事，必须经历好一段身心俱疲的日子，我都没有因为怀孕而感到有任何的不舒服。

回想起找邱老师咨询的那半年，我跟我老公，就像是彼此的饮食督察员，更是同事间的饮食小老师。不过，一开始我们也是经历了一阵兵荒马乱的忌口时期啦。还记得，我们先花了两个星期整理家中的食物柜与冰箱，把总是常备的洋芋片、饼干等零食，可以送人的就送人，要清掉的就清掉。还带着邱老师清单，采买可以吃的东西。原本以为这是项简单任务的我们，没想到一整排零食饼干的柜位，完全没有我们可以吃的。

我慌张地打电话给同样找邱老师咨询的好友求救，急忙地跟他说："怎么办，我在量贩店，不知道可以买什么零食吃？"没想到我的朋友说："量贩店里面没有一种零食是可以吃的啊。"我们这才死了心，打道回府。

回头想想我们咨询前自己草拟的常吃食物清单，每一项都被邱老师划掉，而邱老师手中的食物清单也是，一个叉叉又一个叉叉地出现，我心里暗自想："糟糕，那到底还有什么可以吃？"

爱吃水果的我，也不能再像以前那样毫无节制地吃了，原来多吃水果并不会像大家以为的，能让女生变漂亮。我还因为曾经有乳房纤维瘤、胃发炎的病史，鸡肉也被列为暂时禁止的食物。

而胃不好却超级爱吃鸡的老公，也得忌口，这真的是晴天霹雳。我老公在咨询结束要离开前，仍旧不死心地跟邱老师再三确认。但是，邱老师很坚定地对我老公说："不行，你就是暂时不能吃鸡肉，除非你想要胃溃疡。"

虽然受到很大的惊吓，但是，我们还是认真执行。夫妻俩一起咨询的好处就是，可以相互监督、彼此鼓励，也比较不容易放弃。因为当其中一个人想要放弃的时候，另外一半就会给予鼓励，提醒着这一切都是为了自己的健康着想，一定要坚持到底才行。我跟我老公就是在彼此的监督之下，认真地按照邱老师的建议饮食法吃了半年。

在这个过程中，饮食习惯的改变，让人一开始真的很不适应，但是时间久了以后，也就慢慢习惯了。我们会自己准备便当带到公司，没带便当的时候，也慢慢适应了吃自助餐时把菜过水的举动。也慢慢认识到各种食物的特性，在外用餐时比较能够聪明判断并选择正确的食物。到最后，原本觉得我们这样吃很麻烦的同事，也都纷纷仿效，因为自助餐过水后浮在水面上那层厚厚的油，实在太惊人了，大家也开始慢慢地跟我一起这样吃，还会来问我该吃什么、不该吃什么。哈哈，我现学现卖成了大家的饮食咨询小老师。

我们还研发出更方便的姜汁喝法哦。因为按照邱老师的建议，早上要准备早餐，要喝姜汁、要吃益生菌，有时候太忙乱赶着上班，实在是没有多一点点的时间去弄热姜汁。于是，我们把姜汁打好煮滚放凉后，装进差不多是一汤匙量的制冰盒，做成一个个姜汁小冰块。早上起床的时候，将姜汁小冰块加上黄砂糖，淋上热水。冰块融掉后的姜汁温度，还刚刚好入口呢。当然不能将整颗姜汁冰块含进嘴巴里啊。

在调整体质的半年期间，我的皮肤变好了，比起以前偏黄的肤色，现在看起来很有光泽，而且以前常长痘痘的我，几乎都没长了。肠胃部分，很容易胀气的我，症状也都消失了。体重也恢复到大学时期的 49 千克。

　　让我最吃惊的是，过去我总是很难起床，会赖床，可是经过饮食调整后，闹钟响的瞬间，我就完全清醒了，而且睡眠质量也变好很多。变化更大的是我老公。记得第一次跟邱老师见面的时候，邱老师看着我老公说："你的水肿状况，简直就像是在海里泡了两天。"虽然我老公因此相当受伤，不过邱老师这一句话，简直点醒梦中人啊！因为我们过去都不知道那是水肿，只是觉得他胖胖壮壮的而已。

　　但是在按照邱老师的建议调理三个星期后，他的体重就开始直线下降，肚子消了，脸上的浮肿也不见了，最后他瘦了十几千克。一直到现在他都会很得意地跟我说："老婆，我的皮带又要拿去钻洞了。"

　　我老公原本一到秋冬换季时，就会发湿疹，在去年咨询结束后换季时，居然连一颗疹子都没有长出来。

　　没想到全身性的皮肤过敏，可以单靠饮食就解决，真的是太惊人了。一想到他过去几年为了湿疹饱受的折磨，就觉得如果早几年认识邱老师，我们肯定可以多过几年快活的日子。

　　在我的怀孕过程中，还有个更深刻的体验，也是食物对身体的影响。

　　不能吃蒜这件事，始终让会做菜的老公有点碍手碍脚，所以偶尔他还是会加入蒜头炒菜，因为比较好吃嘛。我呢，也有一两次偷吃虾的纪录，没想到孕期咨询的时候，邱老师马上跟我老公说："你老婆都上肠火了，不要再让她吃虾和蒜了。"原来是邱老师一看到我的下唇红红干干的，马上就知道我们没有忌口了，我也才知道原来那是上火的反应，不是天生的。

　　我们都没有察觉，原来我们身体对于不适合自己的食物反应竟是如此敏感，而我们自己却没有意识到，从此，我们就更小心地吃东西，再也没有偷吃了，真的。

怀孕过程中，邱老师最要求的就是体重控制。因为我怀的是双胞胎，老师给我的增重标准是13千克，现在进入到第九个月，我的体重是60千克，还剩1千克的额度。怀孕过程中，我的身体、四肢都没有变胖，唯一不断成长的就是我的肚子，虽然妇产科医师有点担心我太瘦，往后负担会越来越大，但是我真的很高兴，我认真吃进的养分，宝宝都跟着充分吸收了。

从开始咨商至今，原本我一年会复发一次的乳房纤维瘤，都还没有发现异状，虽然是对身体无害的良性瘤，但总是心头之患。这一切真的是要感谢邱老师啊。

瘦孕 Slim While

Pregnant

Slim While

| 瘦孕 |

Pregnant

产前一个月的准备

PART 5

放松心情，迎接宝宝到来

　　经过了每天都有变化的怀孕时程，现在已经进入到最后一个月了，肚子里的宝宝也准备好要来到世上和大家见面了，那你准备得如何了呢？

　　如果过去几个月，你增加的体重都在标准范围内，每餐都吃得正确，那么现在的你，应该会是个容光焕发、精神饱满的孕妇，而且，在你的努力之下，即将出生的宝宝也会非常健康哦。

产前 30 天饮食的重要调整，切记切记！

　　在这个令人开始兴奋的最后倒计时阶段，饮食方面：把每天早上的姜汁停掉；优质蛋白质跟孕后期一致；胶质摄取增加为一周 5 次，一次半碗。有吃海豹油的先暂停。人参类制品也都要暂停。

除此之外，并不需要特别改变，还是如常地每餐把握有肉、有菜、有淀粉的三大原则，不该吃的食物，继续忌口，就可以顺顺利利地迎接将要和你第一次见到面的宝宝。此时你要 hold 住，千万不要松懈而忘记你吃进去的每一口食物，都对宝宝有直接而不可抗拒的影响哦。

胸部按摩，
有助产后顺利泌乳的大招

在饮食方面不必额外费心的最后一个月里，有一个重要的工作，请准妈妈们千万不能偷懒，那就是胸部按摩。

这个阶段的胸部按摩，不光只是为了避免妈妈自己产生难看的妊娠纹，这是要做更深层、可以疏通乳腺的按摩。你可以想象成是在提早提醒乳腺，为将来的哺乳做好暖身。身体会听得懂你的提醒，所以不要觉得自己提前做这些会白做，一点都不会！你要相信自己的身体机能。

大家应该都有听过某些孕妇分享惨痛哺乳经验的故事，有一些没有提前做好准备的妈妈，光是为了哺乳就受尽折磨与痛苦，让一些尚未哺乳的准妈妈胆战心惊。但是其实你根本不用害怕，只要现在开始为自己多做一些准备和预防措施，就绝对可以当一个乳汁充沛的快乐哺乳妈妈。

关于这点，其实我听很多人说过，觉得没能喂自己的宝宝母乳，感到相当对不起孩子，甚至有些人为了这件事相当自责。但是，其实你绝对可以避免这样的事情发生，只要你做好并做对了准备。

做胸部按摩的时间最好是在睡前或是洗澡后，选在一天之中最放松的时段，不如也当作是好好疼爱自己的一个小活动吧。妈妈此时常会把全部的心力都放在孩子身上，但提醒你还是别忘了和自己的身体相处，感受自己身体的变化也是一种乐趣，不妨好好享受这生产前仅存的个人时光吧！

按摩时可用孕妇专用的按摩油，开始按摩前，先以热毛巾敷胸部 15 分钟。接着，用一只手托住一侧胸，另一只手的手指并拢，从胸部的外围开始，以乳头为圆心，由外往内，一圈一圈地毯式按压，按压到乳头周围时，请回到乳房的最外围，再一次以按压的方式按摩胸部，一边按压一边检查是否有小硬块。每侧乳房，每天都需要来回按压 3—5 次哦。一侧的胸部按摩完毕后，就换另外一侧，重复同样的动作。不过如果在按摩的过程中发现有明显的宫缩时就要停止（表示可能力道过大）。

如果在按压过程中发现了小硬块，这很有可能是乳腺阻塞，可别置之不理或不以为意。在发现硬块的地方，持续按压推揉，慢慢地这些硬块就会变软，最后消失。另外一种方式是，你也可以把小硬块捏起来，轻轻搓揉，也可以慢慢地将硬块揉散。一开始按到硬块的时候，会比较痛，但是你更不能因此就放弃或是跳过这个小硬块，要是不及时处理，将来所引发的麻烦就不是现在这种小痛可以比拟的了。

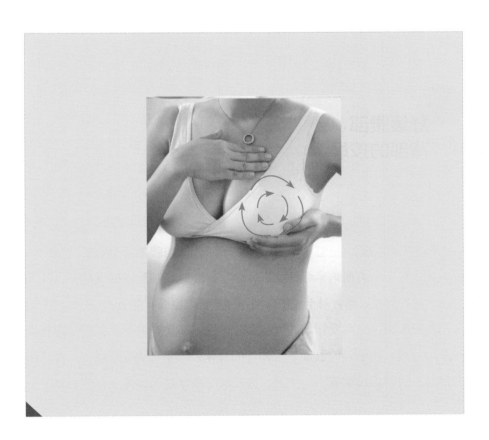

　　我真的要不厌其烦地叮咛你们，每天两个乳房至少都要做一次这样的按摩才可以，一定一定要哦。

　　按摩的步骤其实不难，重要的是要持之以恒地每天进行，因为现在不开始按摩，往后等宝宝出生要哺乳时，会较容易出现乳腺阻塞、出奶不顺的问题。

舒缓腰部、背部的按摩

　　怀孕的妈妈们，挺着一个大大的肚子，背部与腰部承受的压力都比一般人大，难免会有肌肉紧绷的状况，除了坐卧时增加腰部的支撑外，以下几个简单的舒缓按摩，对于放松背部与腰部肌肉也很有帮助。

　　一般来说，当你要开始进行按摩时，最好都是先将双手放置在即将被按摩的区域，用掌心的温度来告知你的身体，"要开始按摩喽"。要结束按摩时，也建议再次将掌心搓热，放在刚刚按摩过的部位上，借着双手掌心的温度来传递消息，作为开始与结束的信号。

/ 螺旋往上舒缓 /

以双手四指指腹分别于尾椎左右两侧，以螺旋画圈的方式，缓慢地按摩至腰背，重复3—5次。

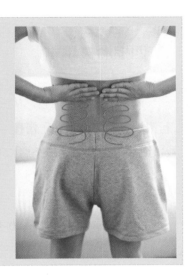

/ 揉捏后腰 /

一样利用你的四只手指的指腹，轻轻地揉捏后腰，能舒缓肌肉紧绷，重复约3—5次。

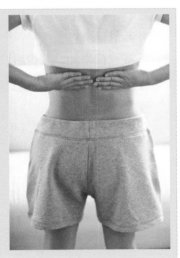

/ 四指滑拨尾椎 /

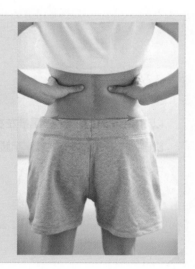

以双手大拇指指腹，从尾椎往两侧平行滑拨，并且由下往上滑拨至后腰，重复约 3—5 次，可舒缓整个后腰肌肉。

按摩指导示范"玩 . 疗愈"工作室 Kaya Wang
kayawang.massage@gmail.com

以上的舒缓按摩，自己就可以完成，按摩过程中建议使用平常惯用的身体乳液或按摩油，减少肌肤间的摩擦。同样地，过程中如有任何不适，就该立刻停止，并寻求专业医师的协助。

会阴按摩，
为顺利生产加分

　　想要自然产的妈妈们，可以先准备好孕妇用的按摩油或初榨的橄榄油，在洗澡后先把手洗干净、指甲剪平。一脚跨在椅子上，单手扶好椅背，先用食指沾上按摩油，涂抹在产道的外缘以及会阴部（"会阴"指的就是阴道口跟肛门口中间这段），并用轻轻绕圈的方式按摩产道口及会阴，特别注意按摩时的力道，若感觉有明显的宫缩要立即停止，记住力道要轻柔。用画圈圈的方式，直到感觉其变柔软。

　　接下来大拇指跟食指沾好按摩油，然后用食指轻轻地、浅浅地探入产道口，由内侧跟外缘（大拇指食指配合）一起做圆周状的轻柔按摩，将产道口轻轻地按摩一遍，接下来再深入，用食指按摩产道的内壁、大拇指按摩会阴，按摩直到内壁跟会阴都变得柔软，记得手指的清洁跟消毒都非常重要哦！

从 37 周开始，每天洗完澡做一次这样的产道按摩；到 38 周，整个按摩完之后，可再深入一点，让整个食指加中指慢慢深入，在产道内壁慢慢转动画圆，轻轻地按摩，过程中都要涂按摩油。按摩到 38 周的第四天时，手指增加为三根，用画圆方式按摩内壁至其变柔软，同时也可以使产道容易扩张、变薄，帮助你生产时更加顺利。

提前准备，
温柔生产待产包清单

生产接近，建议准妈妈们提前备好待产包，可随时从容拎包去医院。

/杂物篇/

1. 证件：身份证、准生证、医保卡、产检册、产检报告单、住院单、银行卡、少量现金。

2. 电子设备：手机、电源线。

/ 妈妈篇 /

1. 产褥垫：产妇刚生完时用的卫生巾，等恶露量没那么大时改用夜用型卫生巾。

2. 看护垫：垫在床上，以免恶露量大沾染床垫。

3. 免洗裤：多准备一些棉质免洗裤，先洗过一次备用。

4. 会阴冲洗器：建议用温开水冲洗，而不是生水，以避免细菌感染。

5. 纸巾：卫生纸、湿纸巾。

6. 束腹带：剖腹产后用的束腹带须比较宽，要能从胃包到骨盆上方；自然产则选择弹性较好、比较透气的材质、一般束腹带就可以。

7. 拖鞋。

8. 护理用品：牙膏、牙刷、洗面乳、香皂、个人的保养品、梳子。

9. 毛巾：三条大毛巾，一条洗澡用，另外两条卷成圆桶状，产妇平躺时一条垫在膝盖下，一条垫在脚踝下。

10. 大枕头：至少备一个，可用在产妇待产或生产完侧躺时垫在后背和后腰处作为支撑。

11. 消毒用品：酒精棉片、棉花棒。

12. 哺乳内衣：哺乳内衣选择无钢圈、透气的材质。

13. 睡衣：长袖的两件式睡衣，剖腹产的妈妈因为住院天数较长要多准备一套替换。

14. 袜子：产后身体较虚，最好都穿上袜子。

15. 吸乳器：在涨奶、背奶的时候就能用。

16. **零食**：巧克力或较松软的饼干，以备产妇待产期间体力不支、肚子饿时可以补充。

17. **帽子**：生产和月子期都不能受凉，戴帽子防止被病房里的空调吹到头。

18. **脸盆**：自然产完，坐浴的时候可以用到，每次用温水泡 15 分钟，每天两三次，可帮助舒缓会阴的伤口。

19. **保温杯、可弯折的吸管**：用来喝月子水。

20. **羊脂膏**：用来保养乳头，可缓解哺乳妈妈的乳头疼痛症状，保护敏感的乳头。

21. **晒衣架**：用来挂毛巾。

22. **配方用奶粉**：预防产妇没有及时泌乳。

23. **保健食品**：如柠檬酸钙、预防乳腺炎的卵磷脂。

24. **口罩**：有访客时，产妇最好戴上口罩，以免被传染疾病。

25. **出院时的衣物**：备一套可以外穿的家居服，全棉、舒适最好。

/ 宝宝篇 /

1. **包巾**：棉质、透气性好的材质。

2. **贴身衣物**：纱布衣、纱布手套、纱布袜子或小棉袜。

3. **婴儿服**：棉质、透气性高的材质。

4. **纱布巾**：可以用来帮婴儿洗脸、洗澡，或者溢奶时用来擦嘴、擦脸。

宝宝来敲门

/落红后马上就要去医院吗？/

通常产妇越接近生产时间，情绪就会越焦虑紧张，尤其是第一次怀孕的人，这些紧张多半来自不知道如何判断什么状况是即将要生产，或者是究竟什么时候该到医院去。

要想分辨这些问题的适当时间点，我们会获得的第一个讯息，就是——落红。

当你发现自己落红时，不论你人在哪里，第一件事情就是告诉自己不要慌张，因为正常情况下，离真正生产的时刻，其实还有很多时间。很多孕妇都是自己吓自己，慌张得要命，结果只是让自己像个无头苍蝇一样，无济于事。

　　这时候，你要做的事情就是先让自己尽量放轻松，并且带着喜悦的心情，因为即将要和你期待已久的宝宝见面了，等了好几个月的孩子终于要来到这个世上了。除了通知家人与陪产人之外，如果落红发生在白天且在家的话，你可以先进行任何你觉得舒服的活动，如在家里到处走动晃晃，让自己先安定下来，听听舒缓的音乐，慢慢地深呼吸。同时你可以从容地将去医院生产需要使用到的各种东西准备好，例如：换洗衣物、个人用品、宝宝用品、产垫等，一样一样地慢慢打包装袋。记得多带一个枕头或靠垫，因为到了医院后，这些枕头不论是侧躺时放在腰侧，平躺时放在肩膀后，或是膝盖下，都有助于改变身体的重心，不会让所有的重量都集中在腰椎，会让你舒服很多。如果正在上班，孕妇也别担心，这些东西可以请家人帮忙打理，或是事先整理打包好，此时的你呢，只要维持正常的日常作息，并且进行深呼吸、舒缓情绪即可。

　　到了晚上，尽管难以控制紧张的心情，但还是请你试着上床睡觉，如果真的睡不着也要闭目养神，你可以请老公在旁边通过轻柔抚触来放松心情。建议老公从手背开始，由下往上地轻轻抚摸，直到肩膀，反复地轻柔抚触，保证可以让你的情绪平稳下来。当然喽，老公的情绪也是要相对平稳的，因为这些都会影响并感染给孕妇。

　　保持心情放松、如常作息之余，真正要留意的是第一次收缩的时间，并且要确实地记录下来，然后继续留意第二次收缩时间。这中间可能相隔几十分钟，也可能间隔几个小时，每个人的状况不尽相同。是的，没错，当收缩开始，代表着你离生产又更靠近一些了。这时候，你可以开始去洗澡、洗头，让自己干干净净、舒舒服服地进产房，或是到附近公园散散步，或者就在家里四处走一走也都很好。

当你记录下来的收缩间隔，已经缩短到每五六分钟就发生一次的时候，恭喜你！这就是你真的要请家人或陪产员，和你一起到医院待产的时候了。

/温柔生产计划书/

我建议的生产方式是自然产，目前台湾已在争取温柔生产的生产权，有兴趣的妈妈可上网搜寻温柔生产的医师或医疗院所。如果怀孕过程中状况都非常良好，就可寻找有良好经验的助产士，采取居家生产的方式来生产。

想做温柔生产的产妇，生产前先寻找适当的陪产员，并做好生产计划书，陪产员最好具备沉着、冷静、遇事不慌张、不怕见血的特质，同时也愿意花时间学习陪产技巧。

至于生产计划书需要注意什么事项呢？以下几点提供给妈妈们参考：

(1) 要求护理人员尽量不做非必要性的指检，且做指检之前要告知产妇并获取产妇同意。

(2) 不剃阴毛，不剪会阴，不灌肠。

(3) 不打点滴（因为这样会被限制活动）。

(4) 尽量不采取无痛分娩的方式。

(5) 生产过程中，请所有产房内人员注意尽量避免使用让产妇紧张的字词，可用"收缩"来代替"阵痛"，用"努力"来代替"加油"。

(6) 婴儿出生后，除非特殊状况，不要立刻剪断脐带，也不要立刻做婴儿清理，先让婴儿趴在母亲身上并用毛巾盖住防止失温，直到脐带脉动停止时再剪，之后再进行婴儿清理的动作。

/陪产人首要任务：鼓励孕妇放轻松/

到达医院时，记得要请陪产人先去与护士沟通，每当要做产道指检时，请预先告知，以免突如其来的检查，让产妇受到惊吓。可以的话，多跟医院要几个枕头，放在腰侧、膝盖或肩膀后都好，以让孕妇舒服的位置为主，因为等到生产需要用力时，身体承受的重量也能借着这些枕头对身体的支撑，平均分散力道，不会集中在腰部或臀部，造成产后的酸痛。其实离真正的生产时刻，还有一段时间，现在，特别需要你与其他家人的冷静。因为当你面对越来越频繁的收缩时，身体的自然反应，会是疼痛的负面感觉，这时候脑海里千万不要想着对抗它，虽然对身体来说是疼痛，但是你必须告诉自己，这是迎接宝宝必经的收缩过程，是为了诞生的喜悦所做的准备。

此时，也请陪产人守候在床边，握着产妇的手，因为每当收缩开始时，便能第一时间发现。这时，请告诉产妇，想象自己的身体轻飘飘地浮在水面上，而这些一次又一次的收缩，就像是一波一波的海浪，只是经过你的身体，通过了，就没事了，况且每收缩一次，与宝宝相见的美好时刻就又更近了。更不要忘记，生产是女人身体天赋的能力，听从身体的本能，你绝对可以顺利生产。

一旁的陪产家人，也有重要的任务，切记不要出现任何激励的字眼，如"加油""用力"等，虽然这些字词非常积极、正面，但是，此时此刻，产妇最需要的是放松与喜悦的心情。更重要的是，不要说出"阵痛"这两个字。因为刺激性的字眼会让已经情绪紧张的产妇更加紧绷，而只要情绪一紧绷，微血管就会收缩，肌肉也会跟着紧绷，紧绷的肌肉可能让产道打开的过程更困难，或需要更多的时间，也较可能在产道口产生撕裂伤。

因此，在一旁陪伴的家人或朋友，请改口说："再努力一下，为了宝宝，放轻松。"产妇的情绪越放松，肌肉就会跟着放松，整个生产的过程就越顺利。大家必须要明白，生产是女人的天赋，收缩只是一个让宝宝顺产的过程而已。

所以这段时间，务必要让脑子里接收到的讯息都是：要放松，这些过程都是为了让宝宝顺利地滑出产道，来和亲爱的爸爸妈妈相见。

如果老公参与生产过程，为了夫妻之后的幸福着想，强烈建议先生站在产妇的头部方向，毕竟生产过程画面还是相当写实的，站在床头位置握住太太的手给予支持，一起等待宝宝的到来就好喽。

深呼吸缓痛，用爱迎接宝宝到来

随着收缩的间隔越来越短，身体更需要放松，更需要柔软。而且很多产妇在面临间隔越来越短的收缩时，会不自觉地憋气，不论是自己或陪产人，都要记得提醒产妇不要憋气，要记得呼吸，而且是慢慢地吸—吐—吸—吐。

所以，请调整自己的呼吸成为温柔的深呼吸，每一次吸吐都增加一点时间，想象着吸进身体里的空气，每一口都让你的身体更放松。一个吸气，肩膀放松了；吐气，再一个吸气，胸口放松了。慢慢地呼吸，让身体的每一寸肌肉都变得轻松柔软，这时候你会发现，宝宝其实也会跟着你的呼吸律动，这个深长且温柔的呼吸，宝宝可以百分百感受到，也会成为生产时，推送宝宝出生的能量。生产过程是迎接新生命的飨宴，是充满快乐的party，并不是充满痛苦的战斗哦。

有个小方法，也对呼吸很有帮助，在这里提供给大家。可以请陪产人在你的耳边轻轻地念着以下的内容：

呼吸，因为你对宝宝的爱

呼吸，这个爱的能量，宝宝也感受得到

让你的产道柔软而通畅，让宝宝的头带领着他的身体

为了宝宝，打开你的产道，轻轻柔柔地推动

帮助宝宝，往下滑出产道，让产道口像百合花一样地绽放

温柔地、柔软地呼吸

因为你对宝宝的爱，宝宝会轻松顺利地滑下来

让我们欣喜地欢迎他来到这个世界

或者，可以事先录在手机或随身听里，在临盆前用耳机反复聆听，搭配深长的呼吸，会有很大的帮助哦。生产的过程充满许多未知数，很多有生产经验的妈妈都会说，宝宝有自己的方式来到这个世界上，许多选择自然产的妈妈，也时常发生不得不剖腹的状况，所以面对各种状况，都要告诉自己要放松，不要紧张，因为此时此刻，你和宝宝仍旧是紧紧相连的，

你的任何起伏，宝宝都跟你感同身受。

　　因此，我也想建议产妇，如果能够忍耐得住，可以按照我的建议冥想、放松来度过每一次的收缩，非必要就尽量不要打无痛分娩针，让宝宝在完全自然的情形下来到这个世界上，一切会更加美好哦！

　　要特别提醒的是，如果是剖腹生产，产后不建议使用吗啡等止痛剂来减轻伤口疼痛；而产完尿管拔除要下床解尿时，陪伴者也要特别注意协助产妇下床的正确方式，可以先让她转成侧躺，然后慢慢坐起，之后双脚垂下先穿好鞋，由照料者一人单边或两人双边架起产妇，支撑她的重量再慢慢走动，刚生产完的妈妈，记得不要用自己的力量撑着站起来，牵动伤口是会引起疼痛的。

好孕
小叮咛 >>> ——————————

Slim While
Pregnant

生产前需要做好几件事

● 姜汁要停喝。如果有吃海豹油，也暂停。所有人参类制品暂停。其余
  饮食跟孕后期一样。

● 开始通乳按摩、腰背按摩、会阴按摩，让哺乳与自然产更顺利更舒适。

● 不要一落红或是开始有阵痛感就惊慌失措。事前多了解生产的过程，
  你会发现离真正生产的时间还有很多。

● 产房不是你的战场，而是你迎接宝宝来到这个世界的温床。请用放松
  的肌肉和愉悦的心情去迎接他，不要去对抗身体的反应，"放松"是
  关键词。

● 如果怀孕过程中身体调理得好，生产的出血量其实就跟一次月经血量
  差不多哦。

● 你可以自主选择陪产人。建议选择平常情绪平稳，面对突发状况有应
  变能力的人，这样的人陪在你身边，才能够协助你稳定情绪。

● 准备好待产包，随时拎包去"卸货"。

好孕实证 *4*：

瘦孕妈妈产后身材更赞，宝宝健康有活力

蔡旻纹　年龄：32 岁
　　　　职业：自由业
　　　　孕期调养重点：手脚冰冷、肠胃问题
　　　　当前状态：已经有一个 1 岁多的宝宝，第二胎刚怀上

　　认识邱老师多少年，我就喝了多久的鸡汤。现在已经有了第二胎的我，还是常常开玩笑说，我的宝宝都是喝鸡汤长大的，包括现在已经 1 岁多的老大，和肚子里的第二胎。

　　因为从怀孕前就开始每天喝鸡汤，怀孕期间更是如此，从坐月子开始到后来的哺乳期间，已经三四年了，我从来没间断喝鸡汤，而且我发现我的宝宝也非常喜欢鸡汤的味道。要不是邱老师特别叮咛说，小孩太小，内脏都还在发育，鸡汤中的药材对小孩来说负担太大，否则我还真想也用鸡汤来帮我的小孩体质打底，因为我喝鸡汤获得极大的转变。

其实，要说邱老师的饮食建议对我有什么帮助，不如看看我的小孩。他的外形比起其他的宝宝，常被人说太瘦了，可是，他的身体非常结实，肉摸起来Q弹Q弹，不像有些小孩软泡泡的。而且他的活动力、精力都非常好，也没有任何的过敏反应。我很肯定他拥有一个非常好的体质。

一开始我也跟大家一样，觉得邱老师的观念，简直颠覆了所有营养师的看法，也和过去大家认为的营养摄取概念很不相同，有点不太习惯。不过按照邱老师的方法开始调整之后，我手脚冰冷的状况就已经完全消失了，虽然我承认我大概只做到五六成，但是身体已经产生了变化，而且是好的改变。

怀孕的过程中，为了肚子里的宝宝，我比平常更严格忌口，并且遵照邱老师的建议吃东西，不过偶尔还是会嘴馋。但整个孕期，我真的一点状况都没有，各种怀孕初期会出现的不适症状，完全都没有，比起朋友们怀孕时，孕吐、嗜睡什么都来的状况，我觉得自己有点像是异类，好像她们才是正常的孕妇，而我是不正常的。当然，这是玩笑话啦，平顺的孕期才是正确的，谁说孕妇一定要活受罪呢？

我怀孕期间总共增重 8.7 千克，宝宝出生时是 2.96 千克。比起邱老师的规定多了近 1 千克，这是我贪嘴吃冰激凌长出来。我其实也不知道为什么，怀孕中后期，就是会想偷偷去吃一下，结果因为冰激凌的糖分很高，再加上我常用馒头代替白饭，结果被医生警告血糖过高，要我自己克制。

我觉得按照邱老师的建议吃东西，还有一个好处就是，身材恢复得很快。我自己的经验是，一生产完，进到月子中心的时候，我的体重就已经回到怀孕前的数值了。可见，所有补充的营养，真的都到了宝宝身上。

　　而坐月子的时候，我拒绝了所有的麻油料理，虽然我的妈妈偶尔还是会念一下，可是我不吃就是不吃，煮来也是浪费，大家也就顺了我的意了。我还大喝特喝邱老师的月子汤，坦白说，真的非常好喝。而且月子汤中的花生猪蹄汤，发奶效果超强的，让我的奶水量非常充足，只是，我因为没有乖乖地执行胸部按摩，以至于乳腺阻塞的情形有点严重。

　　还记得当初老师特别教我胸部按摩的方法，叮咛我一定要在最后一个月好好按摩胸部。可是啊，偏偏我被懒惰打败，怀孕总是想要能休息就休息嘛，因为等小孩一出生，肯定会忙到天翻地覆的，只想好好把握这最后的一个人的时光，同时我自己也觉得："怎么可能，我一定不会有奶的，既然没奶，当然就不会有塞奶的问题喽。"结果，我果然乳腺阻塞得很严重，这时候跟邱老师说再多的"早知道"也都是枉然，我只好忍痛尽快处理。乳腺阻塞的痛真的好难受，不夸张，整个胸部跟石头一样硬，真的会让你痛到呼天抢地，所以喽，千万要乖乖地做胸部按摩，别发懒，不然你肯定跟我一样后悔莫及的！

　　另外一个，让我这个当妈妈的很欣慰的一点是，我的小孩基本上没有喝夜奶的习惯。记得刚从月子中心回到家里的时候，宝宝只有因为转换环境，晚上会醒来哭闹一下子，但是过了一个星期，就一觉到天亮了，虽然我还是得半夜起床挤奶，不过，宝宝能一夜好眠，我也觉得非常欣慰。这也印证了邱老师对于孕妇作息时间的要求有其道理。果然妈妈作息规律，宝宝也就能一夜好眠呢。

　　关于喂母奶，听从邱老师的建议，我喂母奶喂了将近一年，断奶后惊喜地发现，大部分产妇所担心的产后胸部萎缩下垂的状况，在我身上完全没有发生，甚至胸形更美更丰满。断奶后初期，我的胸部罩杯比怀孕前还大了一个 cup，后来才又慢慢地小了半个 cup 回去，但我的体重却也比怀孕前瘦了 2 千克。询问邱老师的结果，老师说可能是因为断奶后，我的优质蛋白质快速减回怀孕前的摄取量，等于每天减掉了一半的蛋白质摄取，所以胸部才会小了半个 cup。既然如此，现在怀第二胎时，这就是我要再重新努力的目标，让我的身材每怀胎一次就比之前更加完美。

目前，我也已经开始严格忌口了，我也相信多年以来我的体质调整，已经到了一个最佳状态，我也非常确定我能再拥有一个舒适的孕期。希望你们也是哦！

瘦孕 Slim While
Pregnant

Slim While

瘦孕

Pregnant

PART **6** 坐个
好月子

伺候月子的
几项注意

恭喜你，终于"卸货"了。

我相信，你生出了一个健康又可爱的宝宝，现在正与他一同感受这世界的美好，而他也打从在你肚子里就开始感到无限的爱。经历过这段生产过程，就如同经历了人生中最美好的事情，但这同时，你应该也累坏了吧。接下来，要开始很频繁地照顾宝宝的日子，不过也别忘了在坐月子的时候好好照顾自己。自然产的妈妈记得月子要坐满30天，剖腹产则要坐满45天，除非上厕所才可以起来。如果有使用束腹带的话，剖腹产的人注意不要压迫到伤口，也不要束得太紧哦！

此时的你，需要相当的营养补给。不论你是到月子中心，或是请月嫂到家里来，还是由亲人照顾坐月子，请先告诉帮你坐月子的人，不要准备麻油类料理。对很多长辈来说，这项要求可能太过颠覆，尤其麻油鸡，总是被视为产后的滋补圣品，在很多人的观念里也是非吃不可。

事实上，麻油高温制造的过程是引起上火的原因之一，料理过程中大火拌炒的方式，也是会让身体上火的原因，因此，为了避免让身体上火，最好在坐月子期间，不碰麻油鸡或其他麻油类料理。

我也替大家准备了坐月子所需要的月子汤与月子餐，皆按照每餐都有肉、有菜、有淀粉的原则设计。月子汤中，有补气的、发奶的，可以让你在坐月子期间，完全满足身体同时要恢复体力与哺乳的需求。

月子期
怎样洗澡、洗头

刚刚生产完，还需要卧床休息时，如果想要清洁身体，可以请家人帮忙用去皮老姜煮水，用这个老姜水来擦澡，既温暖又舒服。

产后一星期，想洗澡、洗头，也是可以的，但是大原则是，不要让自己因为接触冷空气而受寒。想要洗澡又保护身子，其实很简单，只要在浴室里吹干头发，擦干身体穿好衣服再出来；或者是先将头发洗净吹干，再戴上浴帽继续洗澡。总之，千万不要只包着浴巾或毛巾，湿着头发或身体就出来，要想办法尽全力让自己保持温暖，避免所有可能受到风寒的状态。

月子期
饮食要点

　　如果你刚生完很虚弱的话，前三天可喝滴鸡精；状况正常者，就可开始喝择食鸡汤及月子水，开始吃月子餐。自然产的人，至少等一周后开始喝姜汁；剖腹产的话，就算伤口复原状况良好，也至少要等两周后才能开始喝姜汁。

　　月见草油也是能帮助妈妈恢复健康的好东西哦！建议你生完后就开始吃，吃到要开始退奶时停止。能预防产后忧郁，帮助产后激素尽快恢复平衡，促进乳汁分泌。

　　月子餐则要特别注意优质蛋白质的摄取量，只要有在喂母乳，肉量是正常量的一倍，胶质的摄取是一周5次，早餐的鸡汤要认真喝，中午及晚上的发奶汤请依照本章后面的食谱食用。要忌口上火食物、刺激性食物、辛香料和带壳海鲜（甲壳类、贝壳类海鲜）。

　　我建议产妇在坐月子期间，以月子水代替一般的白开水。当医生说可以喝水后，请家人到中药行帮你采买黄芪、枸杞、红枣，加上老姜（去皮拍扁）用水煮滚，就是一杯补气又补血的月子水。要提醒的是，红枣要记得去籽，才不会上火。

　　煮好的月子水，建议用保温瓶装着，要是放冷了也请加热后再喝，喝温热的对身体才好。月子期间，有不少汤品要摄取，很难一次喝完，此时千万不要咕噜噜全喝进身体里，这样对刚生产完的身体很不好。不过，其实月子水的量，一天 1200—1500 毫升就很足够了。

　　以下是月子水的配方，补气又补血哦！提供给大家。

/ 月子水 /

材料：黄芪 19 克、枸杞 19 克、红枣去籽 15 颗，老姜 2 大块，水 1500 毫升。

做法：老姜去皮切块拍扁，加入 1500 毫升水中煮滚。煮滚后放入药材，转小火续煮 30 分钟即可。

滋补又美味的月子汤，让你奶水充足

坐月子期间吃进身体里的东西，必须延续过去打造温暖体质的原则，同时也必须提供足够的营养，好让妈妈恢复体力与顺利哺乳。因此，在原本的早餐鸡汤之外，午餐以及晚餐都加入了汤品，其中几款汤品更是针对发奶而设计，让妈妈有足够的奶水可以亲喂宝宝。

增加在午餐、晚餐的汤品有：党参山药杏鲍菇鸡汤、花生猪蹄黑枣枸杞汤、西洋参香菇鸡汤、姜丝石斑鱼汤、姜丝鲈鱼汤、青木瓜黑木耳南瓜汤、青木瓜皇帝豆汤，以及专为产妇筋骨设计的杜仲巴戟天枸杞鸡汤。这些汤品，皆以鸡高汤、猪大骨汤或鱼汤为基底，再加入其他材料炖煮，兼顾营养又美味。这些食谱都很简单易上手，无论是自己做或是请家人帮忙做，都不会感到麻烦或油腻腻哦！所有的食材和做法都是为产后的你所量身打造，你一定要试试看，绝对会让你意犹未尽。

经过熬煮的月子汤，所有营养素的精华都融入汤中，加上添入食材的特性，可以补充月子期间妈妈所需的营养素，补充生产时大量消耗的体力，也可以增加奶水量，让妈妈有足够的母奶可以喂养宝宝。

这8道汤品，与午餐、晚餐搭配。要制作这些汤品，得先准备4款基底高汤，分别是鸡汤、大骨汤、鲈鱼汤以及石斑鱼汤。这4款基底高汤都可事先熬煮起来备用，每次要煮汤时，再取用一餐所需的量加入食材一起炖煮即可。

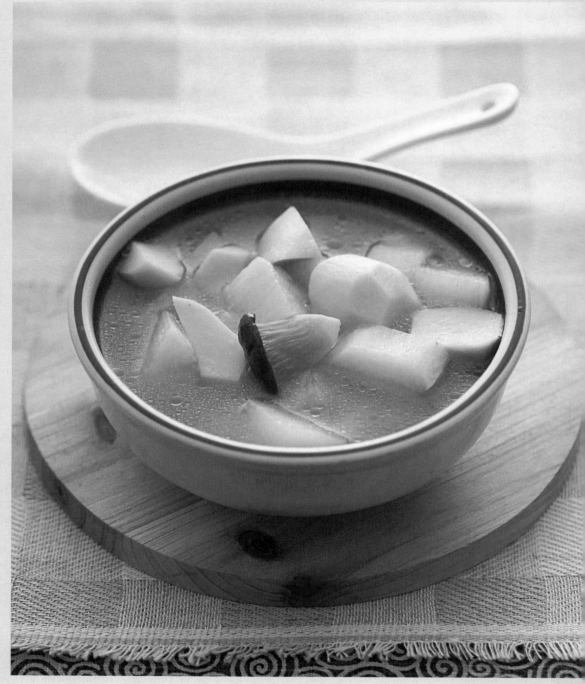

党参山药杏鲍菇鸡汤

How To Cook ───────── 〈2餐份〉

基底高汤

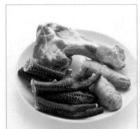

材料：鸡架或猪大骨1个、鸡爪6只、老姜2大块。

做法：1. 鸡架或猪大骨汆烫去血水。

2. 老姜去皮拍扁，放进加了11碗冷水的汤锅中煮滚。

3. 加入鸡架或猪大骨、鸡爪，盖上锅盖。以中小火煮60分钟，熄火捞出鸡架或猪大骨、老姜即可。

Tips 可请市场肉贩，用锤子将猪大骨敲裂，有助于熬汤时让营养更快融入汤中。

一餐份为250—300毫升。

汤品食材

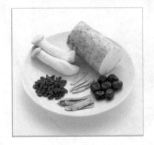
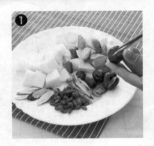
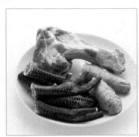

材料：

山药12块、杏鲍菇2小根、党参7.5克、枸杞19克、黄芪12克、去籽红枣7颗、2份高汤（约600克）、少许盐。

做法：

1. 山药去皮切块，杏鲍菇洗净切块，红枣去籽，所有药材洗净备用。（图1）

2. 准备电锅，外锅加入1杯水，内锅盛2份鸡汤或大骨汤，加入食材、药材与适量的盐炖煮，内锅记得加盖。（图2）

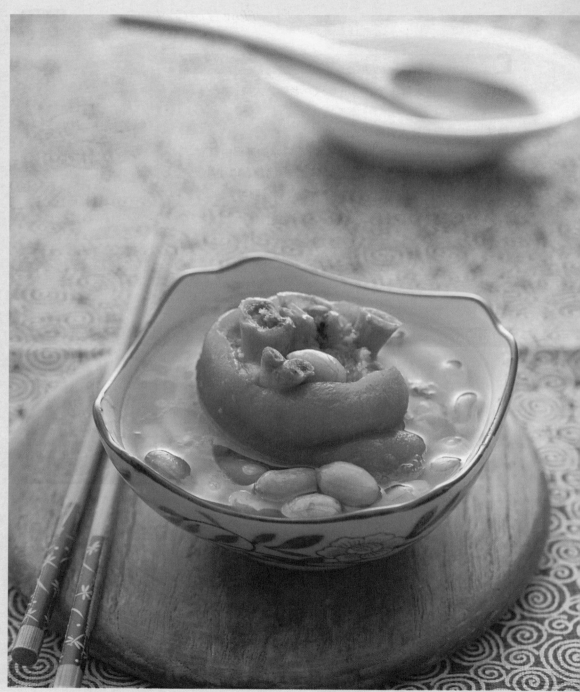

花生猪蹄黑枣枸杞汤

How To Cook ————— 〈2餐份〉

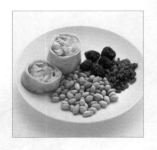

材料：黑猪后腿中圈2块、生花生1小碟、黑枣5粒、枸杞19克、少许盐。

Tips 起锅前，可先试吃花生的松软程度，若花生还太硬，可再煮久一点。这道汤记得要吃猪蹄皮，也要吃花生哦。

做法：1. 洗净生花生泡水一个晚上。（图1）

2. 洗净黑枣与枸杞，猪蹄氽烫去血水。（图2）

3. 准备汤锅放入猪蹄黑枣、枸杞，加8碗水煮30分钟。最后，再加入已经泡水一晚的生花生与适量盐续煮60分钟。（图3）

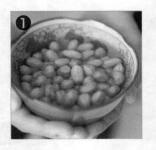

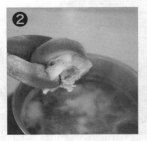

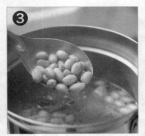

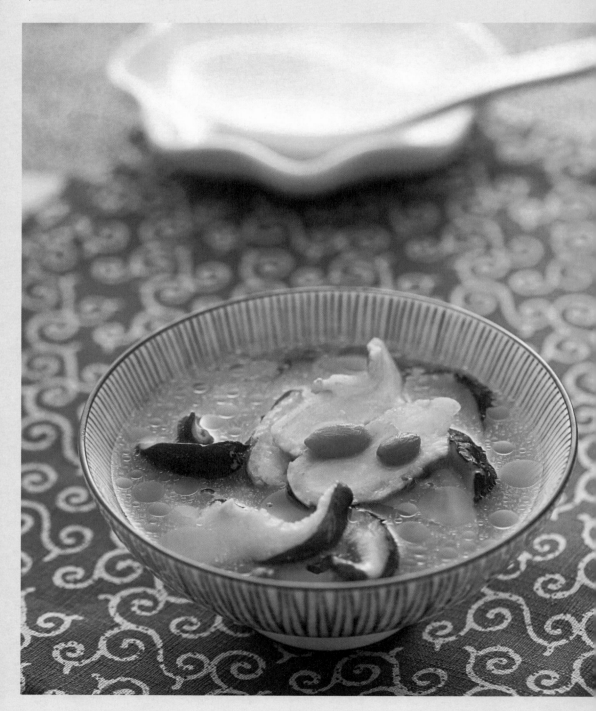

西洋参香菇鸡汤

基底高汤

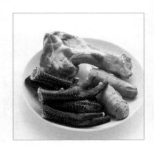

材料：鸡架或猪大骨 1 个、鸡爪 6 只、老姜 2 大块。

做法：1. 鸡架或猪大骨、鸡爪氽烫去血水。

2. 老姜去皮拍扁，放进加了 11 碗冷水的汤锅中煮滚。

3. 加入鸡架或猪大骨、鸡爪，盖上锅盖。以中小火煮 60 分钟，熄火捞出鸡架或猪大骨、老姜即可。

Tips 可请市场肉贩，先用锤子将猪大骨敲裂，有助于熬汤时让营养更快融入汤中。

汤品食材

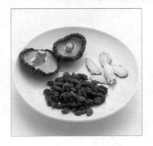 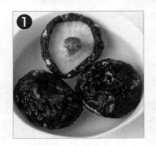

材料：
西洋参 7.5 克、枸杞 19 克、香菇 2 朵、鸡汤或大骨汤、盐。

做法：
1. 香菇洗净，并泡发去蒂。（图 1）
2. 准备电锅，外锅加入 1 杯水，内锅盛 2 份鸡汤或大骨汤（约 600 克），加入所有药材与食材与少许盐炖煮，内锅记得加盖。（图 2）

注 刚剖腹产完第一周时先不宜食用。

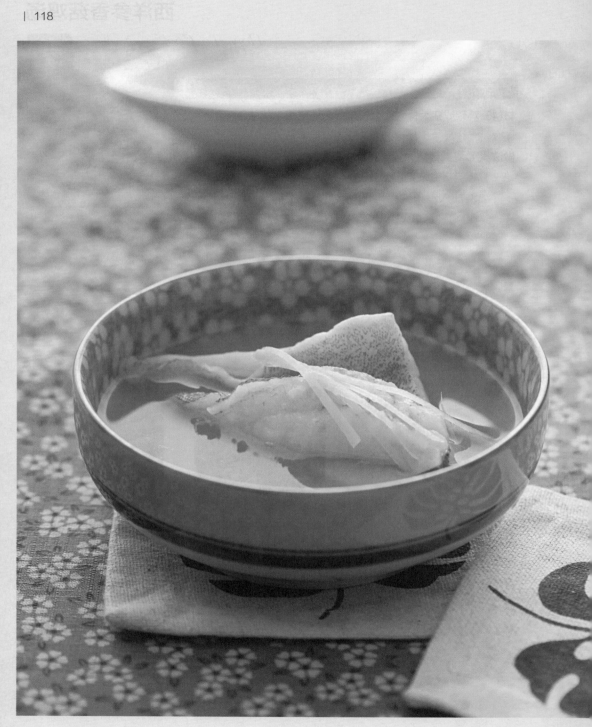

姜丝石斑鱼汤

基底高汤

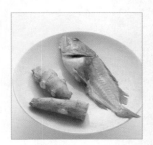

材料：石斑鱼骨、石斑鱼头、老姜 2 大块。

做法：1. 石斑鱼骨、石斑鱼头洗净备用。

2. 老姜去皮拍扁，放进加了 11 碗冷水的汤锅中煮滚。

3. 加入石斑鱼骨、石斑鱼头，盖上锅盖，以中小火煮 60 分钟，熄火捞出石斑鱼骨、石斑鱼头与老姜即可。

Tips 采买时可事先请鱼贩将整条石斑鱼骨肉分离。

汤品食材

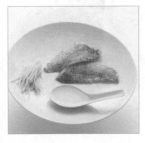

材料：

石斑鱼肉块、米酒 1 匙、姜丝 1 小撮、石斑鱼高汤、少许盐。

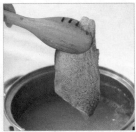

做法：

盛 1 份石斑鱼高汤至锅中，加热至滚。放入鱼肉块、米酒、姜丝与适量的盐，煮至鱼肉熟即可。（如图所示）

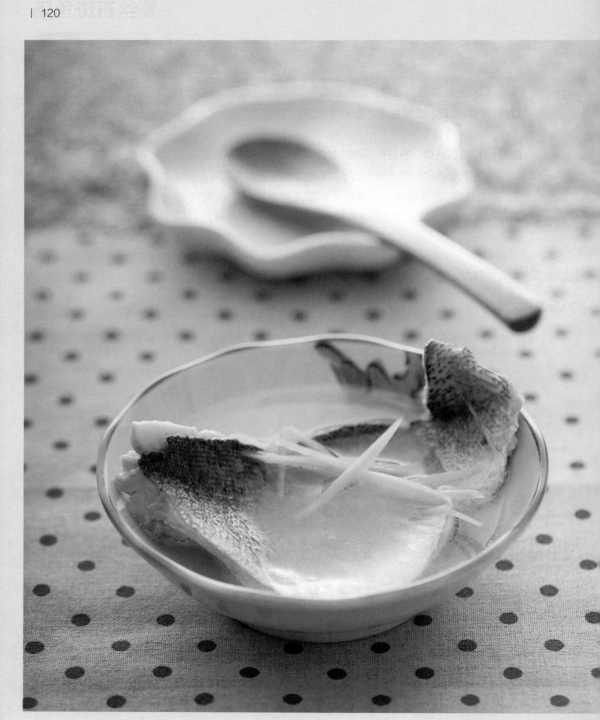

姜丝鲈鱼汤

基底高汤

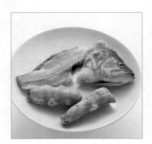

材料：鲈鱼骨、鲈鱼头、老姜 2 大块。

做法：1. 鲈鱼骨、鲈鱼头洗净备用。

2. 老姜去皮拍扁，放进加了 11 碗冷水的汤锅中煮滚。

3. 加入鲈鱼骨、鲈鱼头，盖上锅盖，以中小火煮 60 分钟，熄火捞出鲈鱼骨、鲈鱼头与老姜。

Tips 采买时可事先请鱼贩将整条鲈鱼骨肉分离。

汤品食材

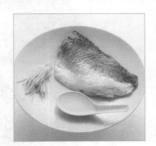

材料：

鲈鱼肉块、米酒 1 匙、姜丝 1 小撮、鲈鱼高汤、少许盐。

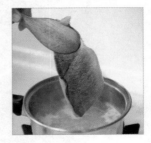

做法：

盛 1 份鲈鱼高汤加热至滚。放入鱼肉块、米酒、姜丝与适量的盐，煮至鱼肉熟即可。（如图所示）

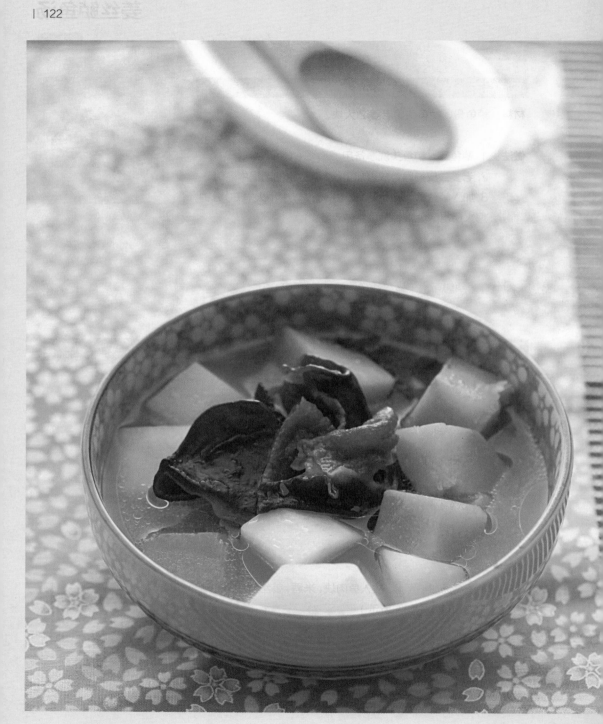

青木瓜黑木耳南瓜汤

基底高汤

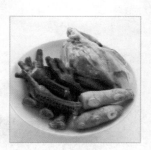

材料：鸡架或猪大骨 1 个、鸡爪 6 只、老姜 2 大块。

做法：1. 鸡架或猪大骨、鸡爪氽烫去血水。

2. 老姜去皮拍扁，放进加了 11 碗冷水的汤锅中煮滚。

3. 加入鸡架或猪大骨、鸡爪，盖上锅盖。以中小火煮 60 分钟，熄火捞出鸡架或猪大骨、老姜即可。

Tips 可请市场肉贩，用锤子将猪大骨敲裂，有助于熬汤时让营养更快融入汤中。

汤品食材

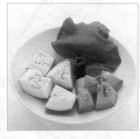

材料：

青木瓜 4 块、黑木耳 40 克、南瓜 4 块、鸡汤或大骨汤、少许盐。

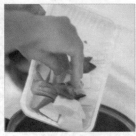

做法：

青木瓜去皮去籽，并切块。黑木耳洗净切块。南瓜去籽切块备用。盛 1 份鸡汤或大骨鸡汤至锅中，加入材料与适量的盐，将材料煮熟即可。

 Tips 若有皮肤过敏者可将南瓜改成山药、莲藕、菱角、胡萝卜任选一种。

青木瓜可用山药代替。

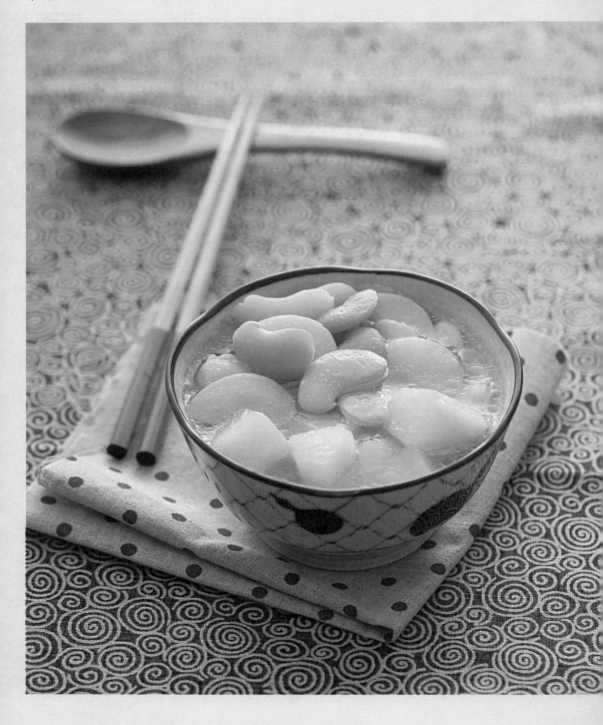

青木瓜皇帝豆汤

How To Cook —————————— 〈1餐份〉

基底高汤

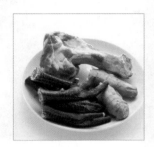

材料：鸡架或猪大骨 1 个、鸡爪 6 只、老姜 2 大块。

做法： 1. 鸡架或猪大骨、鸡爪氽烫去血水。

2. 老姜去皮拍扁，放进加了 11 碗冷水的汤锅中煮滚。加入鸡架或猪大骨、鸡爪，盖上锅盖。以中小火煮60分钟，熄火捞出鸡架或猪大骨、老姜即可。

Tips 可请市场肉贩，用锤子将猪大骨敲裂，有助于熬汤时让营养更快融入汤中。

汤品食材

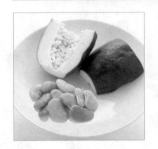

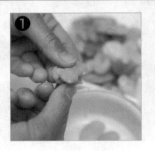

材料：

青木瓜 6 块、皇帝豆 10—12 颗、鸡汤或大骨汤、少许盐。

做法：

1. 青木瓜去皮去籽，切块备用，皇帝豆加入滚水煮 5 分钟后，捞起放凉，去皮膜。（图 1）

2. 盛 1 份鸡汤或大骨鸡汤入锅中，加入青木瓜块煮熟，最后再加入皇帝豆与适量的盐煮熟即可。（图 2）

Tips 皇帝豆可用莲藕、甜豆荚代替。

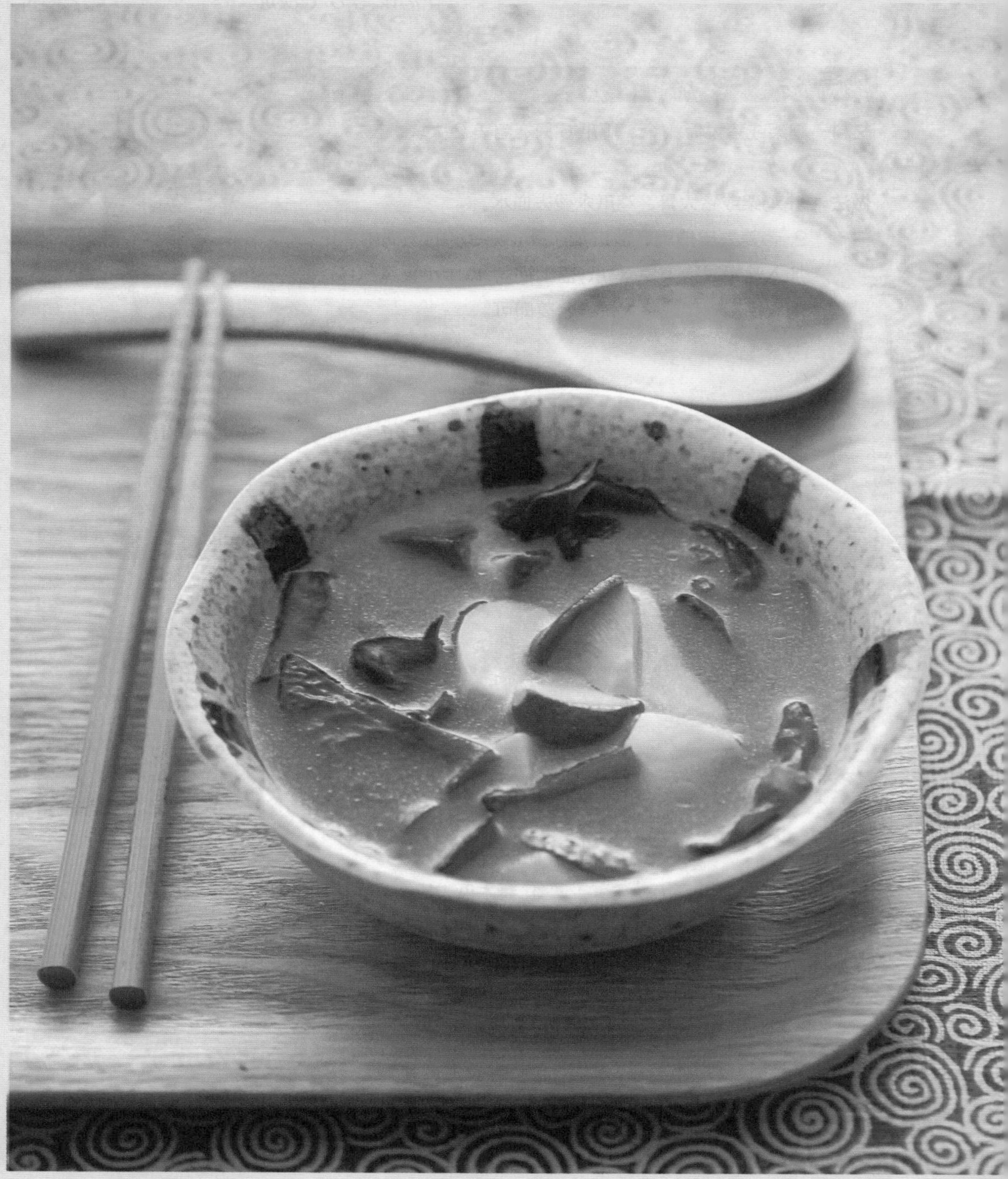

杜仲巴戟天枸杞鸡汤

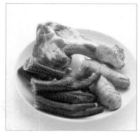

基底高汤

材料：鸡架 1 个、鸡爪 6 只、老姜 2 大块。

做法：1. 鸡架、鸡爪氽烫去血水。

2. 老姜去皮拍扁，放进加了 11 碗冷水的汤锅中煮滚。

3. 加入鸡架、鸡爪，盖上锅盖。以中小火煮 60 分钟，熄火捞出鸡骨架、老姜即可。

汤品食材

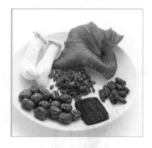

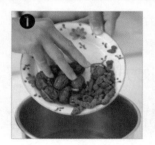

材料：

杜仲 1 大片（约掌心大）、巴戟天 19 克、枸杞 19 克、去籽红枣 14 颗、杏鲍菇 2 小根、木耳 1 片、鸡汤、少许盐。

做法：

1. 药材与食材皆事先洗净。杏鲍菇切块、木耳切条状。

2. 准备电锅，外锅加 2 杯水，盛 2 份鸡汤放入内锅，先将药材加入炖煮。（图 1）

3. 外锅再加 1 杯水，加入所有食材与适量的盐炖煮即可，内锅记得加盖。（图 2）

邱老师的
烹饪小秘诀

/ 红枣去籽便利妙方 /

红枣的籽会上火，因此入菜前都先要将籽去掉。
去籽其实并不困难，用料理专用剪刀，将红枣垂直剪
开，再用剪刀将籽夹出就可以了。

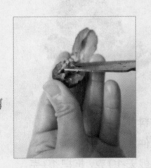

/ 皇帝豆去皮好轻松 /

皇帝豆的皮膜可能会造成胀气，可以的话，建议
多一道去皮膜手续。只要将皇帝豆放入滚水中煮 5 分
钟，捞起放凉后，由中心点往外剥，皮膜就能轻松地
去除了。

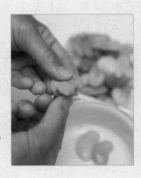

/ 如何煮花生易熟 /

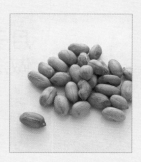

买回来的生花生可以先冰在冷冻库中，冷冻库的低温，会把花生的分子破坏，要烹调时会比较好煮。另外，选购生花生时，花生表皮颜色浅的比较好，是最新采收的花生；表皮颜色过深者，千万不要买，因为若是店家保存不好，会产生黄曲霉素。

/ 老姜数量拿捏法 /

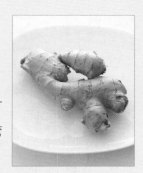

如果你在老姜的用量上有疑虑的话，有个好方法，可以比照办理。只需要把你的四根手指弯曲，弯曲后的长宽，就可以当作是一大块老姜的量了。

/ 判断杜仲的品质 /

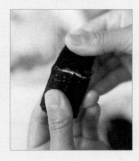

质量良好的杜仲，在折弯断裂时，中间会有白色透明，类似薄膜状的东西产生，不放心质量的话，可以自己测试一下。

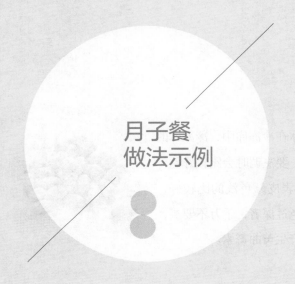

月子餐
做法示例

　　月子调理餐当中规划的菜色，也遵照了有肉、有菜、有淀粉的原则，设计了各种不同的菜色，有最简单的炒肉片，美味的炖肉、烧肉，还有肉燥，选择用植物油料理，把握温锅冷油的原则即可。肉类的选择，羊肉优于猪肉，猪肉又优于鸡肉，鸡肉又好过海鲜，把握这个原则挑选变换即可。至于淀粉呢，你可以选择白米饭、白面条、乌冬面等；没有胀气、皮肤过敏、严重缺钙或贫血的人也可适量食用五谷杂粮饭或全麦、荞麦面条，量以每餐八分饱为主。

这些菜色当中，除了料理过程中以盐巴、清酱油调味之外，你也可以准备些许的姜汁酱油来调味，这款调味酱汁，可以说是万用酱汁，不只炖肉、烧肉可以使用，要拿来炒菜也很美味，而且既符合食物摄取的原则，又可以增加风味，另外蚝油、香菇素蚝油、西式香料也可以适量用来调味哦！

/ 自制清爽万用酱油 /

很多人一开始择食不习惯，会觉得口味瞬间变清淡很多，无法适应。但是有了这款不败酱汁之后，你就不用再担心这个问题，因为这款酱汁吃起来清爽舒服无负担，是很好的佐酱哦！

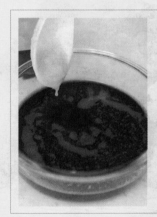

材料：老姜、酱油（分量可随个人口味斟酌调整）

做法：1. 老姜去皮切块，打成姜泥，将姜汁过滤出来。
2. 加入清酱油拌一拌即可。

Tips　可以一次做多一点，放在冰箱里随时取用。

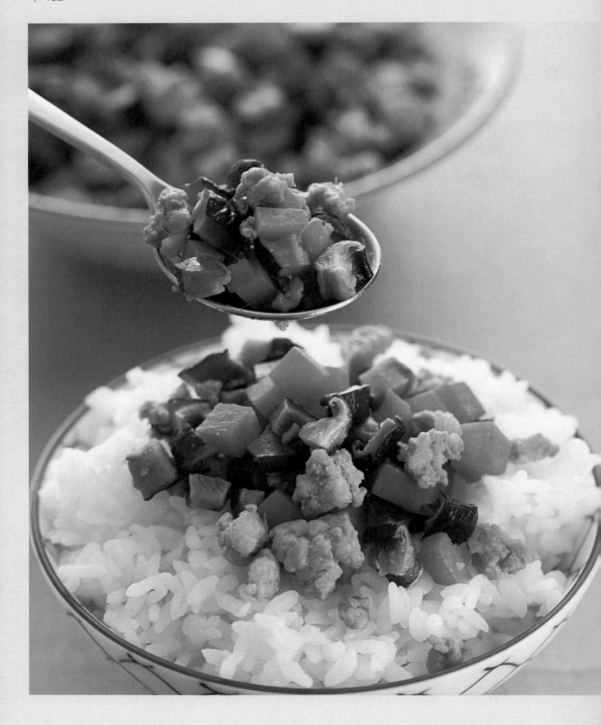

胡萝卜香菇肉燥

视频做法

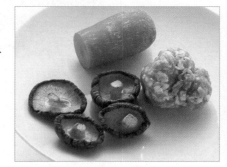

材料：胡萝卜半条、干香菇 3—4 朵、猪绞肉 75 克、姜汁酱油。

做法：1. 胡萝卜去皮切丁，香菇事先泡发，去蒂切丁。

2. 绞肉先用姜汁酱油腌入味，再放进平底锅拌炒，表面炒熟后加入胡萝卜丁与香菇丁拌炒，再加入姜汁酱油拌炒调味即可。

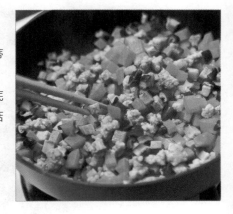

Tips 择食餐都是温锅冷油炒，即先开火，感觉锅热后倒油，跟着放食材。

胡萝卜是脂溶性的，一定要用油炒 5—10 分钟，让胡萝卜中的胡萝卜素和维生素 A 释放出来。

如果想多汁，可以加点开水。

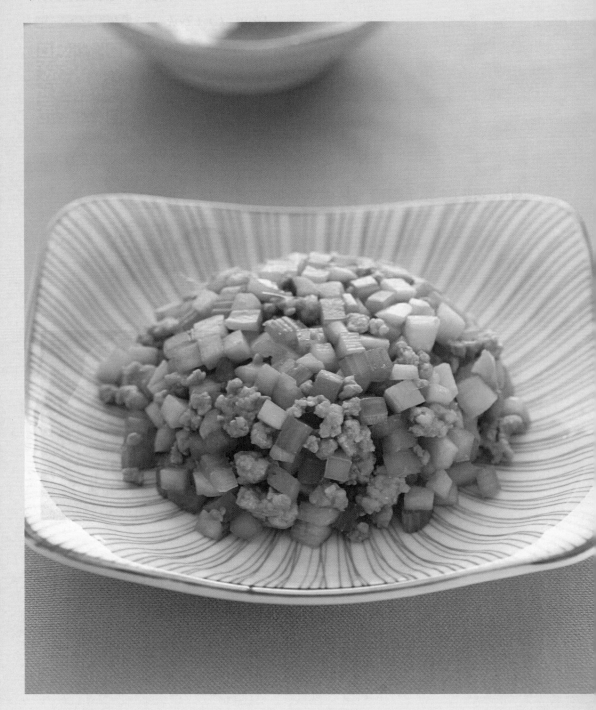

茭白西芹肉燥

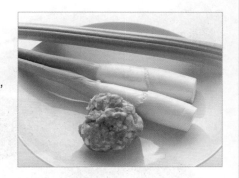

材料：茭白切丁后 1/2 碗，西芹 1/2 支，猪绞肉 75 克，姜汁酱油。

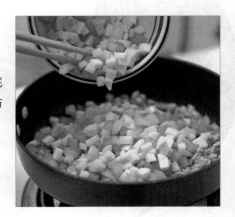

做法：茭白与西芹洗净，刨去表皮，并切丁备用。猪绞肉先用姜汁酱油腌入味，再放入平底锅拌炒，表面炒熟之后加入切丁的茭白与西芹，再加入姜汁酱油拌炒调味即可。

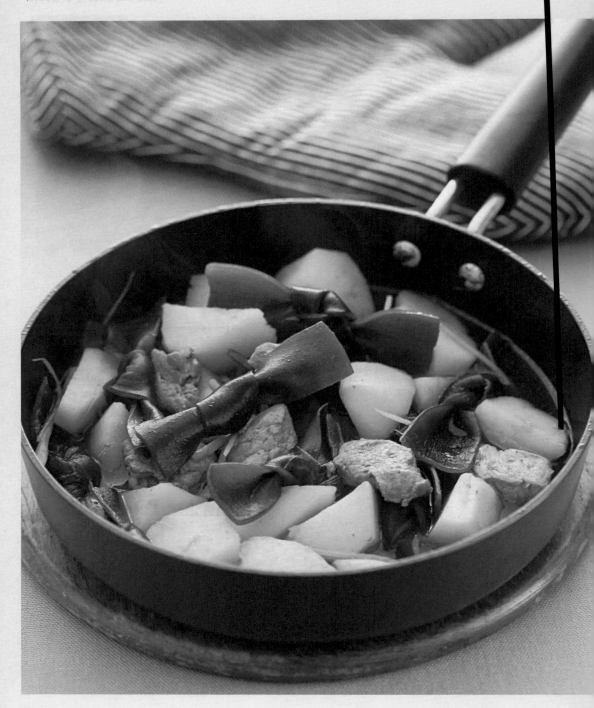

海带马铃薯炖肉

How To Cook —— 择食五宝之一：炖肉

视频做法

材料：海带约 2 个、马铃薯（小颗）1 颗、猪肉（五花肉）75 克、姜汁酱油。

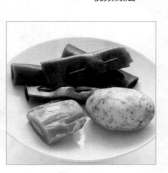

做法：1. 马铃薯削皮切块，先以滚水煮至半熟，海带洗净备用，可依个人喜好决定是否切成小块。猪肉切块（不要切太厚，先以姜汁酱油腌入味），用平底锅煎至表面熟，四面都要煎到。（图 1）

2. 放入海带与猪肉块拌炒，加入半熟马铃薯，放入姜汁酱油，持续翻炒。（图 2）

3. 加水，淹至材料一半的高度，煮滚后焖煮一下。全程不超过 15 分钟。（图 3）

◎炖肉变化式：海带洋葱炖肉、胡萝卜马铃薯炖肉、莲藕黑木耳炖肉（炖煮时间不超过 15 分钟）。

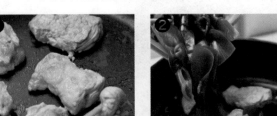
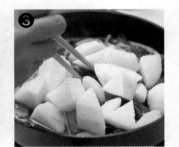

Tips 海带经炖煮才更入味。

如果一顿吃不完，建议肉再切薄点，炖煮时间控制在 10 分钟以内，二次加热的时候总时间就不会超过 15 分钟了。

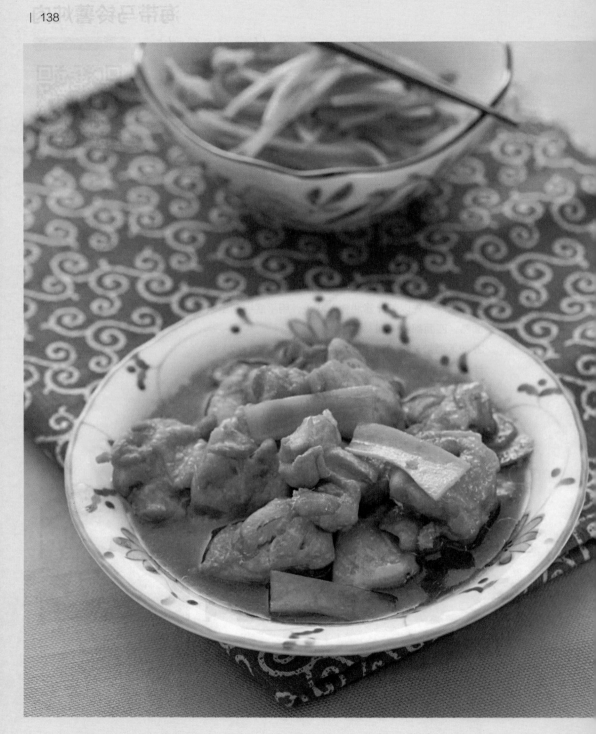

鸡腿烧肉 + 绿豆芽炒胡萝卜

How To Cook ——

视频做法

材料：鸡腿肉 75 克、小胡萝卜 1/2 条、绿豆芽 1/2 碗，姜汁酱油、黄砂糖些许、米酒些许。

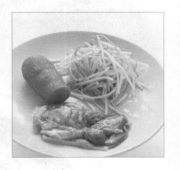

做法：1. 胡萝卜去皮切丝、绿豆芽洗净备用，鸡腿肉敲薄，再切成小块。（图 1）

2. 姜片与鸡肉下锅，鸡皮朝下两面煎至七八分熟后盛起。另将胡萝卜丝、绿豆芽下锅炒熟，加入姜汁酱油，再将鸡腿加入拌炒一下即可食用。（图 2）

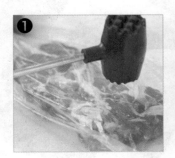

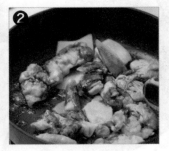

Tips 姜汁酱油用腻了也可以加些蚝油。

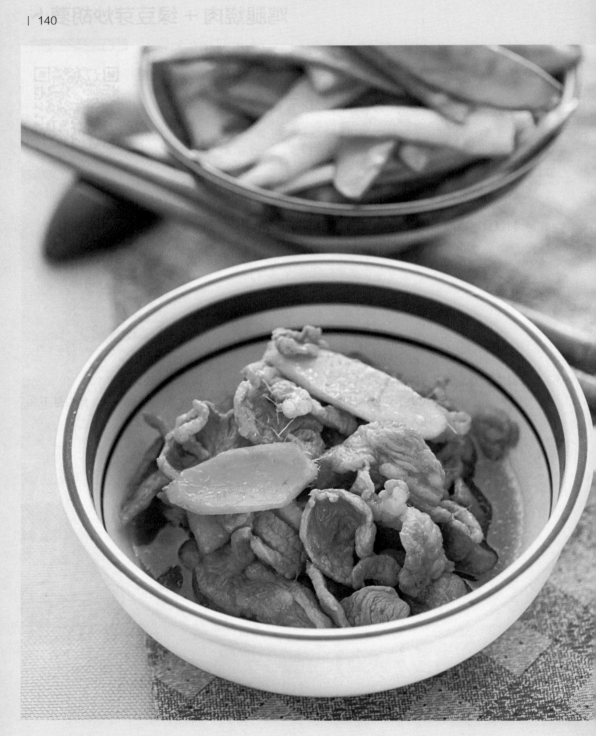

茭白豌豆荚烧肉

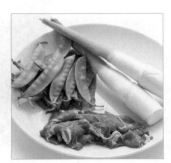

材料：茭白切块后 1/2 碗、豌豆荚 1/2 碗、羊肉片 75 克（用
姜汁酱油腌渍一下）、姜汁酱油。

做法：1. 茭白洗净，刨去表皮切块。豌豆荚洗净去蒂备用。羊肉与姜片下锅拌炒，并加入
适量米酒与姜汁酱油调味，煮熟即可盛起。（图 1）

2. 茭白与豌豆荚一起下锅拌炒，可视情况增加姜汁酱油调味，炒熟后加入炒好的羊
肉片拌炒一下即可。（图 2）

◎烧肉变化式：海带菱角烧肉、花椰菜黑木耳烧肉。

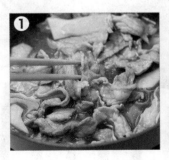

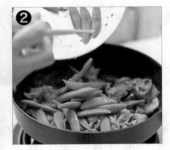

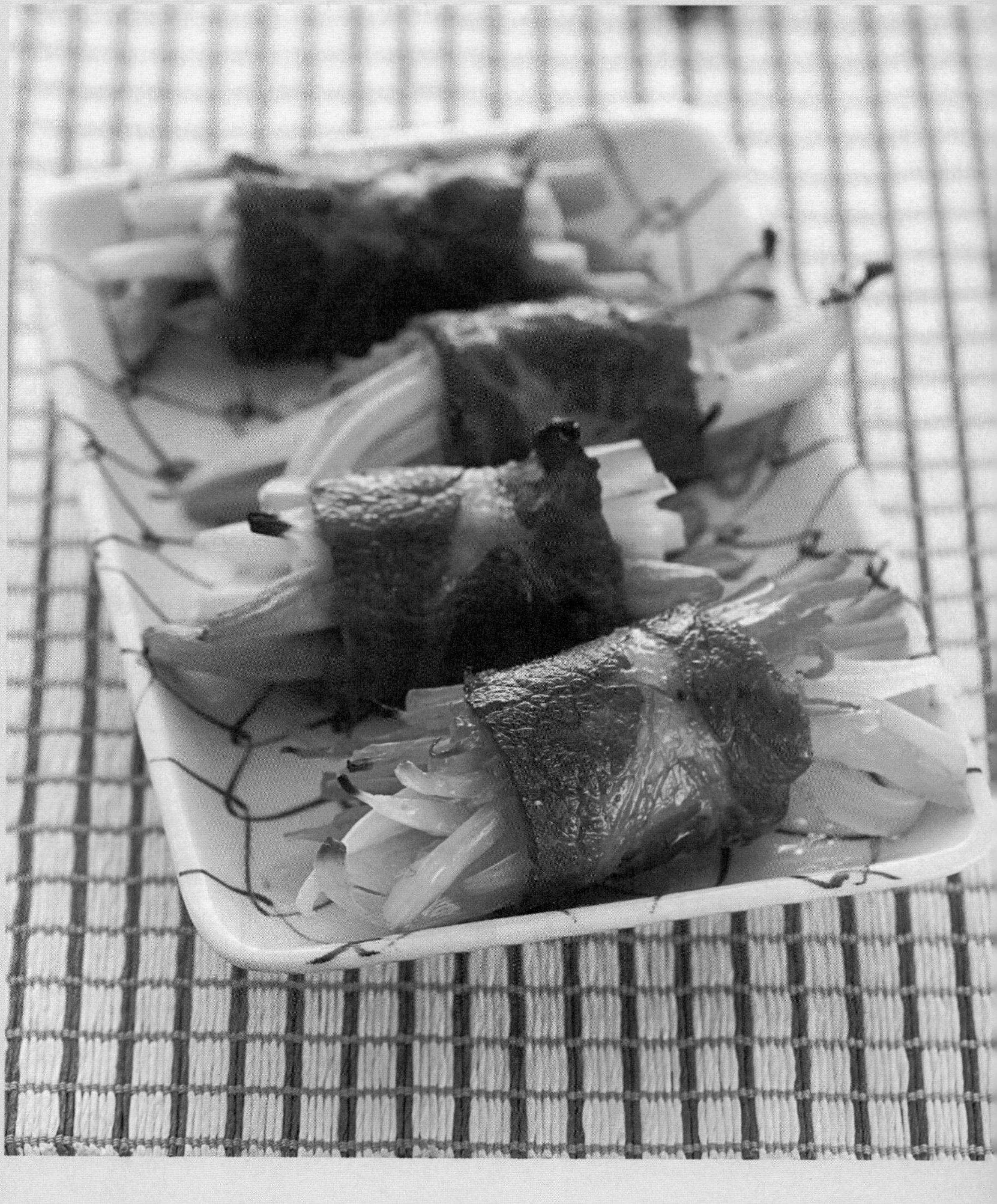

洋葱胡萝卜肉卷

How To Cook —— 择食五宝之一：肉卷

视频做法

材料：洋葱 1/2 颗、胡萝卜 1/2 条，猪肉片约 5 片、姜汁酱油。

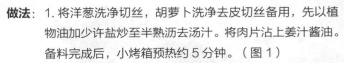

做法：1. 将洋葱洗净切丝，胡萝卜洗净去皮切丝备用，先以植物油加少许盐炒至半熟沥去汤汁。将肉片沾上姜汁酱油。备料完成后，小烤箱预热约 5 分钟。（图 1）

2. 将肉片展开，取适量洋葱丝与胡萝卜丝放上肉片，轻轻地用肉片将材料卷起。（图 2）

3. 将肉卷相互保持距离，并且将开口朝下地放在烤盘上，放进烤箱烤约 5—10 分钟即可。（图 3）

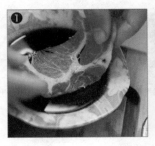
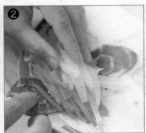
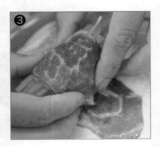

Tips 摆放肉卷时，务必保持距离，以免烤的过程中，肉卷粘在一起。你也可更换其他蔬菜，做出不同口味的肉卷，如：茭白山药肉卷。

洋葱和胡萝卜也可以用彩椒、木耳代替。

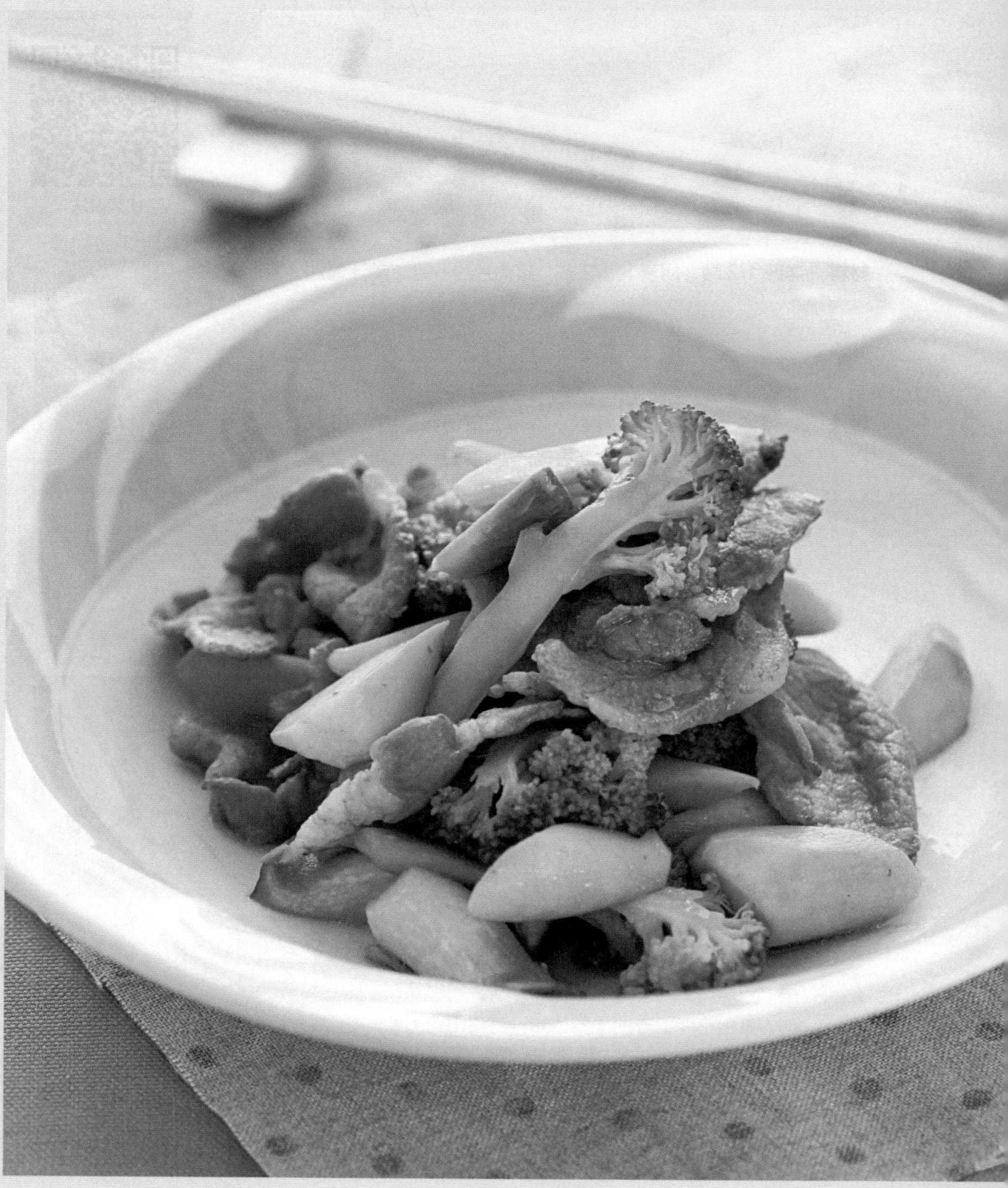

西蓝花杏鲍菇炒肉片

How To Cook 择食五宝之一：炒肉片 1

视频做法

材料：西蓝花 1/2 朵、杏鲍菇 2 小根、干香菇 1 朵（去蒂切丝）、
猪肉片 75 克、植物油和香菇素蚝油少许。

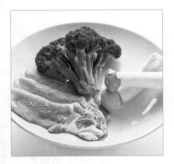

做法：1. 西蓝花洗净去皮切小块、杏鲍菇洗净切块。温锅中倒入植物
油，先以香菇丝爆香，再加入肉片与杏鲍菇拌炒。（图 1）

2. 再加入西蓝花，与些许香菇素蚝油调味，拌炒至熟即可。（图 2）

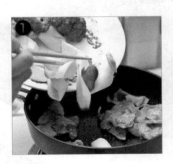 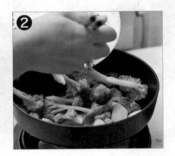

Tips 西蓝花容易长虫，因此农夫在耕作过程中，多半会喷洒农药，除了烹调前彻底清洁
之外，外皮也要刨得彻底一点哦。

若想做出西式风味，可用洋葱丝爆香，最后淋一点白酒。

西蓝花香菇炒肉

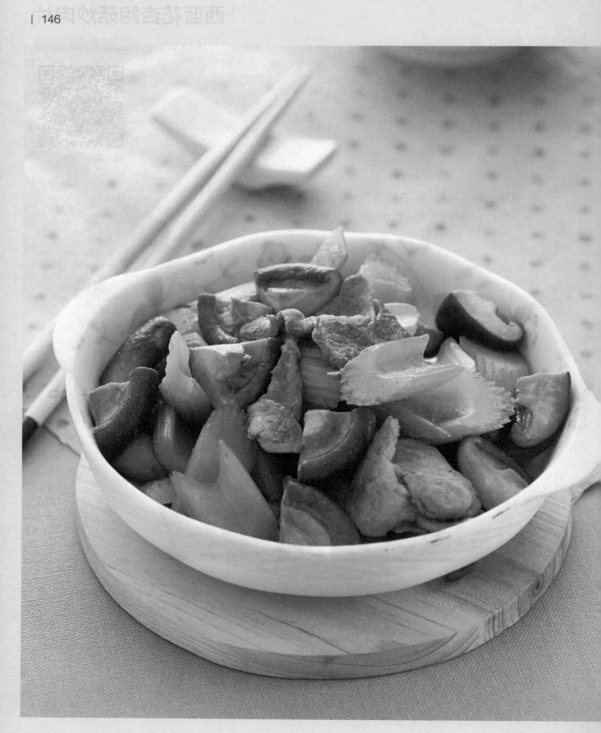

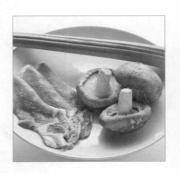

材料：西芹 1 支、鲜香菇 3—4 朵、猪肉片 75 克、植物油、
少许盐与西式香料（迷迭香、百里香等）。

做法：1. 西芹洗净，刨去表皮并切块，鲜香菇洗净去蒂切块。温
锅中加入植物油，放入鲜香菇与肉片拌炒。（图 1）
2. 再加入切块西芹，与些许盐及西式香料调味，拌炒至熟
即可。（图 2）

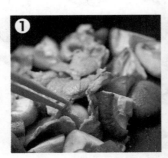

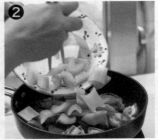

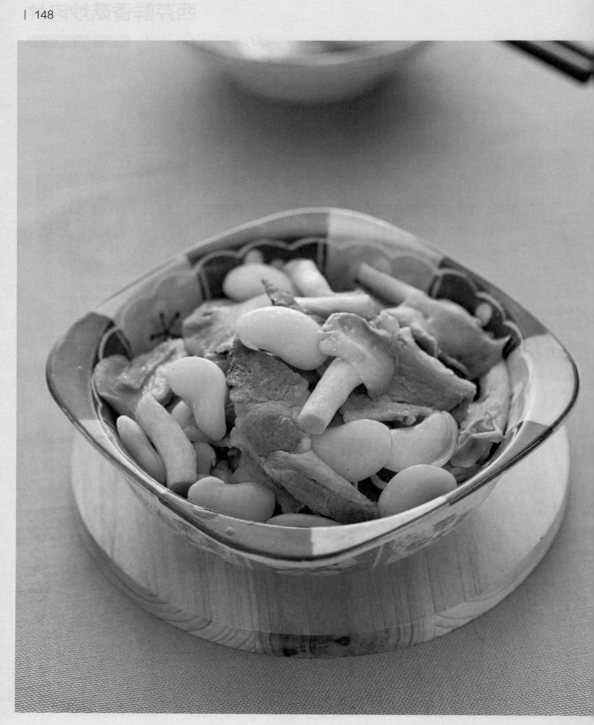

蚝油秀珍菇皇帝豆炒肉片

How To Cook 择食五宝之一：炒肉片 3

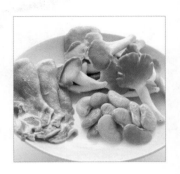

材料：秀珍菇 1/2 碗、皇帝豆 1/2 碗、猪肉片 75 克、植物油、
少许盐、蚝油或香菇素蚝油少许。

做法：1. 皇帝豆滚水煮 5 分钟，放凉后去皮膜。（图 1）

2. 温锅中倒入植物油，再放进肉片与秀珍菇一起拌炒。
（图 2）

3. 加入皇帝豆与些许盐、蚝油调味，一起拌炒至熟
即可。（图 3）

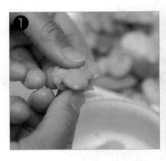
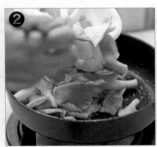
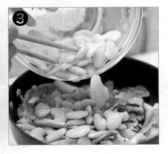

Tips 皇帝豆有季节性，大约四月就已经进入产季末期了，若是买不到的话，可以用莲藕
或是一年四季都有的菱角、甜豆荚代替。

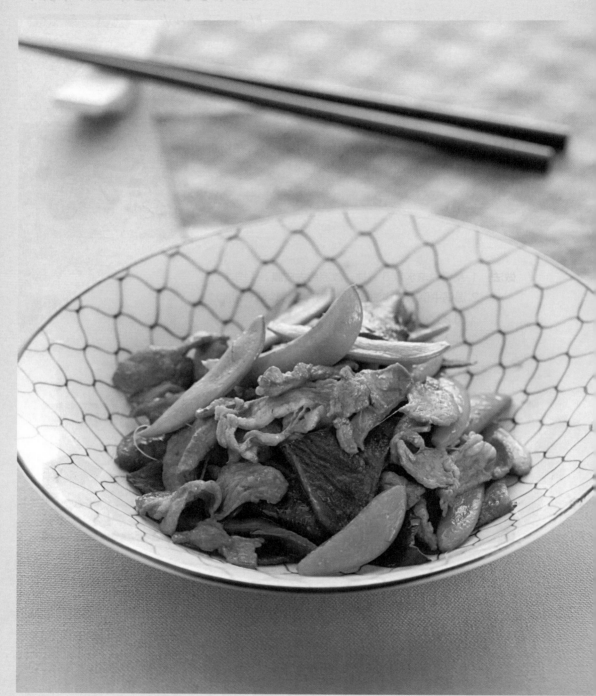

甜豆荚木耳炒肉片

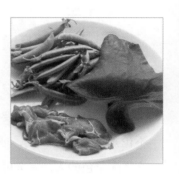

材料：甜豆荚 1/2 碗、木耳切好 1/2 碗、羊肉片 75 克（以
姜汁酱油腌渍一下）、植物油、少许盐。

做法：1. 木耳洗净切条状、甜豆荚洗净去蒂。温锅中倒入植物油拌
炒羊肉与木耳。（图 1）

2. 再加入甜豆荚，与些许盐调味，拌炒至熟即可。（图 2）

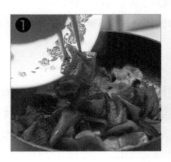
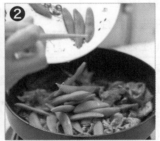

30 天
月子餐菜单范例

我针对每一餐所需要的搭配菜色，设计了一整个月的坐月子饮食菜单，不论是家人帮你料理，或是自己想下厨试试看，还是一时之间不知道该怎么搭配菜色的人，完全可以按表操课。当然，只要把握住食物的性质原则，你也可以自己发挥创意，创造出独门菜色。

第一周	早餐	午餐	晚餐
第1天	制首乌补气鸡汤 火锅肉片适量 水果任选2种（注1） 淀粉（注2）	党参山药杏鲍菇鸡汤 西芹鲜香菇炒肉片 淀粉（注2）	姜丝石斑鱼汤 胡萝卜香菇肉燥 淀粉（注2）
第2天	制首乌补气鸡汤 火锅肉片适量 水果任选2种（注1） 淀粉（注2）	花生猪蹄黑枣枸杞汤 西蓝花茭白＋烧肉 淀粉（注2）	青木瓜黑木耳南瓜汤 秀珍菇皇帝豆炒肉片 淀粉（注2）
第3天	制首乌补气鸡汤 火锅肉片适量 水果任选2种（注1） 淀粉（注2）	西洋参香菇鸡汤（剖腹产者第一周改用杜仲巴戟天枸杞鸡汤） 山药木耳炒肉片 淀粉（注2）	姜丝鲈鱼汤 豌豆荚杏鲍菇炒肉片 淀粉（注2）

第4天	制首乌补气鸡汤 火锅肉片适量 水果任选2种(注1) 淀粉（注2）	党参山药杏鲍菇鸡汤 海带马铃薯炖肉 淀粉（注2）	青木瓜皇帝豆汤 洋葱胡萝卜肉卷 淀粉（注2）
第5天	制首乌补气鸡汤 火锅肉片适量 水果任选2种(注1) 淀粉（注2）	花生猪蹄黑枣枸杞汤 秀珍菇皇帝豆炒肉片 淀粉（注2）	姜丝石斑鱼汤 海带洋葱烧肉 淀粉（注2）
第6天	制首乌补气鸡汤 火锅肉片适量 水果任选2种(注1) 淀粉（注2）	杜仲巴戟天枸杞鸡汤 西芹山药烧肉 淀粉（注2）	青木瓜黑木耳南瓜汤 甜豆荚木耳炒肉片 淀粉（注2）
第7天	制首乌补气鸡汤 火锅肉片适量 水果任选2种(注1) 淀粉（注2）	党参山药杏鲍菇鸡汤 鸡腿烧肉＋绿豆芽炒胡萝卜 淀粉（注2）	姜丝鲈鱼汤 山药鲜香菇炒肉片 淀粉（注2）

❀ 本周的制首乌补气鸡汤都不加参须。

❀ 水果可选择：奇异果(绿肉)1/2个、酪梨1/4个、百香果1/2个、莲雾1个、木瓜6口、美国葡萄6—10个、小颗苹果1/2个或大颗苹果1/4个、枇杷3—5个、释迦1/2个、草莓3—5个、小根香蕉1个或大根香蕉1/2个。以上水果早餐可任选2种。

❀ 淀粉分量以整体8分饱为原则。淀粉可选择白饭、五谷杂粮饭（一星期最多吃3—4次为原则，有胀气、皮肤过敏者不宜）、白面条、乌冬面、冬粉（一星期最多吃3—4次为原则）、米粉（一星期最多吃3—4次为原则）、白馒头、杂粮馒头（一星期最多吃3—4次为原则，有胀气、皮肤过敏者不宜）、白吐司、法国面包、贝果等。

第二周	早餐	午餐	晚餐
第8天	四神茯苓鸡汤 火锅肉片适量 水果任选2种(注1) 淀粉（注2）	花生猪蹄黑枣枸杞汤 西芹茭白肉燥淀粉 （注2）	青木瓜皇帝豆汤 豌豆荚杏鲍菇炒肉片 淀粉（注2）
第9天	四神茯苓鸡汤 火锅肉片适量 水果任选2种(注1) 淀粉（注2）	杜仲巴戟天枸杞鸡汤 西蓝花杏鲍菇炒肉片 淀粉（注2）	姜丝石斑鱼汤 海带马铃薯炖肉 淀粉（注2）
第10天	四神茯苓鸡汤 火锅肉片适量 水果任选2种(注1) 淀粉（注2）	党参山药杏鲍菇鸡汤 山药鲜香菇炒肉片 淀粉（注2）	青木瓜黑木耳南瓜汤 鸡腿烧肉＋绿豆芽炒 胡萝卜 淀粉（注2）
第11天	四神茯苓鸡汤 火锅肉片适量 水果任选2种(注1) 淀粉（注2）	花生猪蹄黑枣枸杞汤 海带洋葱炖肉 淀粉（注2）	姜丝鲈鱼汤 茭白山药肉卷 淀粉（注2）
第12天	四神茯苓鸡汤 火锅肉片适量 水果任选2种(注1) 淀粉（注2）	西洋参香菇鸡汤 绿豆芽木耳炒肉片 淀粉（注2）	青木瓜皇帝豆汤 洋葱胡萝卜肉卷 淀粉（注2）

第13天	四神茯苓鸡汤 火锅肉片适量 水果任选2种(注1) 淀粉（注2）	党参山药杏鲍菇鸡汤 甜豆荚木耳炒肉片 淀粉（注2）	姜丝石斑鱼汤 黑木耳山药肉卷 淀粉（注2）
第14天	四神茯苓鸡汤 火锅肉片适量 水果任选2种(注1) 淀粉（注2）	花生猪蹄黑枣枸杞汤 豌豆荚鲜香菇＋烧肉 淀粉（注2）	青木瓜黑木耳南瓜汤 茭白杏鲍菇烧肉 淀粉（注2）

✳ 如果是自然产，从本周开始早上可以喝姜汁了。

✳ 水果可选择：奇异果（绿肉）1/2个、酪梨1/4个、百香果1/2个、莲雾1个、木瓜6口、美国葡萄6—10个、小颗苹果1/2个或大颗苹果1/4个、枇杷3—5个、释迦1/2个、草莓3—5个、小根香蕉1个或大根香蕉1/2个、樱桃6—10个。以上水果早餐可任选2种。

✳ 淀粉分量以整体8分饱为原则。淀粉可选择白饭、五谷杂粮饭（一星期最多吃3—4次为原则，有胀气、皮肤过敏者不宜）、白面条、乌冬面、冬粉（一星期最多吃3—4次为原则）、米粉（一星期最多吃3—4次为原则）、白馒头、杂粮馒头（一星期最多吃3—4次为原则，有胀气、皮肤过敏者不宜）、白吐司、法国面包、贝果等。

第三周	早餐	午餐	晚餐
第 15 天	天麻枸杞鸡汤 火锅肉片适量 水果任选 2 种(注 1) 淀粉（注 2）	杜仲巴戟天枸杞鸡汤 西芹鲜香菇炒肉片 淀粉（注 2）	姜丝鲈鱼汤 山药鲜香菇炒肉片 淀粉（注 2）
第 16 天	天麻枸杞鸡汤 火锅肉片适量 水果任选 2 种(注 1) 淀粉（注 2）	党参山药杏鲍菇鸡汤 茭白豌豆荚烧肉 淀粉（注 2）	青木瓜皇帝豆汤 海带洋葱炖肉 淀粉（注 2）
第 17 天	天麻枸杞鸡汤 火锅肉片适量 水果任选 2 种(注 1) 淀粉（注 2）	花生猪蹄黑枣枸杞汤 西蓝花杏鲍菇炒肉片 淀粉（注 2）	姜丝石斑鱼汤 山药木耳炒肉片 淀粉（注 2）
第 18 天	天麻枸杞鸡汤 火锅肉片适量 水果任选 2 种(注 1) 淀粉（注 2）	西洋参香菇鸡汤 洋葱胡萝卜肉卷 淀粉（注 2）	青木瓜黑木耳南瓜汤 甜豆荚杏鲍菇炒肉片 淀粉（注 2）
第 19 天	天麻枸杞鸡汤 火锅肉片适量 水果任选 2 种(注 1) 淀粉（注 2）	党参山药杏鲍菇鸡汤 海带马铃薯炖肉 淀粉（注 2）	姜丝鲈鱼汤 豌豆荚鲜香菇 + 烧肉 淀粉（注 2）

第20天	天麻枸杞鸡汤 火锅肉片适量 水果任选2种(注1) 淀粉（注2）	花生猪蹄黑枣枸杞汤 西芹秀珍菇炒肉片 淀粉（注2）	青木瓜皇帝豆汤 茭白山药肉卷 淀粉（注2）
第21天	天麻枸杞鸡汤 火锅肉片适量 水果任选2种(注1) 淀粉（注2）	西洋参香菇鸡汤 鸡腿烧肉＋绿豆芽炒 胡萝卜 淀粉（注2）	姜丝石斑鱼汤 甜豆荚杏鲍菇炒肉片 淀粉（注2）

✻ 剖腹产，从本周开始早上可以喝姜汁了。

✻ 水果可选择：奇异果(绿肉)1/2个、酪梨1/4个、百香果1/2个、莲雾1个、木瓜6口、美国葡萄6—10个、小颗苹果1/2个或大颗苹果1/4个、枇杷3—5个、释迦1/2个、草莓3—5个、小根香蕉1个或大根香蕉1/2个、樱桃6—10个。以上水果早餐可任选2种。

✻ 淀粉分量以整体8分饱为原则。淀粉可选择白饭、五谷杂粮饭（一星期最多吃3—4次为原则，有胀气、皮肤过敏者不宜）、白面条、乌冬面、冬粉（一星期最多吃3—4次为原则）、米粉（一星期最多吃3—4次为原则）、白馒头、杂粮馒头（一星期最多吃3—4次为原则，有胀气、皮肤过敏者不宜）、白吐司、法国面包、贝果等。

第四周	早餐	午餐	晚餐
第22天	清蔬休养鸡汤 火锅肉片适量 水果任选2种(注1) 淀粉（注2）	党参山药杏鲍菇鸡汤 西芹秀珍菇炒肉片 淀粉（注2）	青木瓜黑木耳南瓜汤 茭白山药肉卷 淀粉（注2）
第23天	清蔬休养鸡汤 火锅肉片适量 水果任选2种(注1) 淀粉（注2）	花生猪蹄黑枣枸杞汤 鸡腿烧肉＋绿豆芽炒 胡萝卜 淀粉（注2）	姜丝鲈鱼汤 豌豆荚鲜香菇＋烧肉 淀粉（注2）
第24天	清蔬休养鸡汤 火锅肉片适量 水果任选2种(注1) 淀粉（注2）	杜仲巴戟天枸杞鸡汤 海带洋葱炖肉 淀粉（注2）	青木瓜皇帝豆汤 甜豆荚杏鲍菇炒肉片 淀粉（注2）
第25天	清蔬休养鸡汤 火锅肉片适量 水果任选2种(注1) 淀粉（注2）	党参山药杏鲍菇鸡汤 西芹茭白肉燥 淀粉（注2）	姜丝石斑鱼汤 豌豆荚鲜香菇＋烧肉 淀粉（注2）
第26天	清蔬休养鸡汤 火锅肉片适量 水果任选2种(注1) 淀粉（注2）	花生猪蹄黑枣枸杞汤 西蓝花茭白＋烧肉 淀粉（注2）	青木瓜黑木耳南瓜汤 洋葱胡萝卜肉卷 淀粉（注2）

第27天	清蔬休养鸡汤 火锅肉片适量 水果任选2种(注1) 淀粉（注2）	西洋参香菇鸡汤 胡萝卜香菇肉燥 淀粉（注2）	姜丝石斑鱼汤 山药洋菇炒肉片 淀粉（注2）
第28天	清蔬休养鸡汤 火锅肉片适量 水果任选2种(注1) 淀粉（注2）	杜仲巴戟天枸杞鸡汤 海带马铃薯炖肉 淀粉（注2）	青木瓜皇帝豆汤 洋葱木耳炒肉片 淀粉（注2）

✽水果可选择：奇异果（绿肉）1/2个、酪梨1/4个、百香果1/2个、莲雾1个、木瓜6口、美国葡萄6—10个、小颗苹果1/2个或大颗苹果1/4个、枇杷3—5个、释迦1/2个、草莓3—5个、小根香蕉1个或大根香蕉1/2个、樱桃6—10个。以上水果早餐可任选2种。

✽淀粉分量以整体8分饱为原则。淀粉可选择白饭、五谷杂粮饭（一星期最多吃3—4次为原则，有胀气、皮肤过敏者不宜）、白面条、乌冬面、冬粉（一星期最多吃3—4次为原则）、米粉（一星期最多吃3—4次为原则）、白馒头、杂粮馒头（一星期最多吃3—4次为原则，有胀气、皮肤过敏者不宜）、白吐司、法国面包、贝果等。

最后两天	早餐	午餐	晚餐
第 29 天	制首乌补气鸡汤 火锅肉片适量 水果任选 2 种(注 1) 淀粉（注 2）	花生猪蹄黑枣枸杞汤 西芹杏鲍菇炒肉片 淀粉（注 2）	姜丝石斑鱼汤 海带马铃薯炖肉 淀粉（注 2）
第 30 天	制首乌补气鸡汤 火锅肉片适量 水果任选 2 种(注 1) 淀粉（注 2）	党参山药杏鲍菇鸡汤 青花菜茭白＋烧肉 淀粉（注 2）	青木瓜黑木耳南瓜汤 胡萝卜香菇肉燥淀粉 淀粉（注 2）

　　这套坐月子餐，在月子后的哺乳期间都还可以继续延续，不需要坐完月子就完全停止，因为其中也包含了能够增加泌乳量的发奶汤品，继续执行，宝宝的食物绝对不虞匮乏。

❀ 水果可选择：奇异果（绿肉）1/2 个、酪梨 1/4 个、百香果 1/2 个、莲雾 1 个、木瓜 6 口、美国葡萄 6—10 个、小颗苹果 1/2 个或大颗苹果 1/4 个、枇杷 3—5 个、释迦 1/2 个、草莓 3—5 个、小根香蕉 1 个或大根香蕉 1/2 个、樱桃 6—10 个。以上水果早餐可任选 2 种。

❀ 淀粉分量以整体 8 分饱为原则。淀粉可选择白饭、五谷杂粮饭（一星期最多吃 3—4 次为原则，有胀气、皮肤过敏者不宜）、白面条、乌冬面、冬粉（一星期最多吃 3—4 次为原则）、米粉（一星期最多吃 3—4 次为原则）、白馒头、杂粮馒头（一星期最多吃 3—4 次为原则，有胀气、皮肤过敏者不宜）、白吐司、法国面包、贝果等。

产后
哺乳须知

　　经过孕前、怀孕期间的体质调养，你的母乳应该是宝宝在这世界上最棒的食物，既健康又营养。会担心因为喂母乳让乳腺阻塞，胸部下垂，或是变成石头奶吗？如果，你都有按照建议的方法按摩，不偷懒地挤奶，补充足够的营养素，这些问题一个也不会发生。

　　生完之后你就可以开始热敷胸部了，会帮助加速乳汁分泌。喂奶的方式则有两种，第一是躺喂（亲喂），这是最推荐的。平躺或侧躺都可以；另外是挤出瓶喂，由爸爸喂并善用月形枕支撑，建议妈妈尽量还是平躺哦！

　　喂母奶的时间建议至少六个月，如果可以的话长达一年或更久也很不错。也请你先亲喂，等到宝宝吸腻了，或是没有力气吸的时候，再改成奶瓶喂奶。

　　至于挤奶，是生产完后的一大功课。即便再累，都不能偷懒，否则等到乳腺阻塞，你想后悔也来不及了。

　　初乳多半可以在医院护士的协助下进行，务必要记住，奶水一定要挤干净，可以利用挤奶器或吸奶器来辅助。之后，只要感觉胀奶，就要用毛巾热敷，并且在热敷 15 分钟后，开始按摩，这些动作，对于挤奶很有帮助。

　　一开始的几天，大约一天需要三四次的热敷与按摩。不过，随着泌乳量的增加，每一次挤奶前约半小时到 1 个小时，都要进行一次热敷与按摩。例如：每 2 个小时要喂奶一次，喂奶前的半小时到 1 个小时就要进行热敷按摩。这的确是一个需要花时间的过程，不过如果你在月子中心或是请月嫂到家里来坐月子，基本上是可以请她们协助的。

而泌乳期间的按摩，除了产前一个月的圆周状胸部按摩之外，还得再加上由外往内的放射状按摩。此时你一定要勤劳按摩不偷懒，可以让你的乳腺不阻塞，免于不必要的折磨。

做好胸部按摩，
乳腺不阻塞

单手托住一侧胸部，另一只手手指并拢，用手掌外侧，从胸部外围往乳头方向推拨，整个胸部都如此由外往内按摩后，再重复 3—5 次，另一侧胸部也别忘了哦。

这个胸部按摩，你可以自己进行，也可以请别人帮忙，尤其是有请月嫂到家里来的人，月嫂都会很乐意帮忙的。另外，喂奶前，乳头的清洁也要做得确实，喂奶后的清洁保养，以及确认已经把奶水挤干净这点，也都偷懒不得哦。

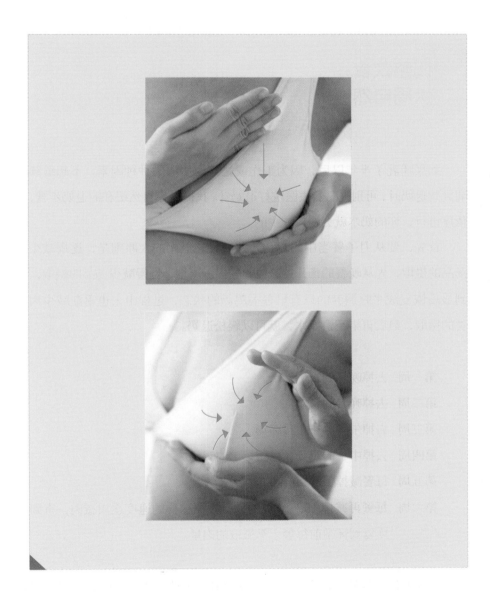

调整饮食，
六周自然退奶

　　如果哺乳了半年以后，因为工作或是其他生活的种种因素，不想继续哺乳想退奶时，可别先急着去医院打退奶针。我提供你自然缓和的退奶步骤，依序进行，你的奶水就会慢慢减少的。

　　首先，要从月子餐当中的鸡汤开始减量。退奶的大原则是，逐周减少汤品的摄取，先从晚餐的汤开始减掉，一周一周地，慢慢减少汤品的摄取，到最后恢复成平时调养的只有早餐喝鸡汤的状态，过程中，也逐渐减少肉类的摄取，最后再搭配退奶水，就可以轻松退奶。

　　第一周　去掉晚餐的青木瓜汤。
　　第二周　去掉晚餐的鱼汤。
　　第三周　去掉午餐的花生猪蹄汤。
　　第四周　去掉中午的鸡汤，保留早上的鸡汤。
　　第五周　每餐减掉 15—20 克的肉。
　　第六周　**每餐再减掉 15—20 克的**肉，按照这样的速度逐周减肉，直到
　　　　　　　恢复到怀孕前每餐正常摄取的肉量。

　　经过大约六周后，饮食部分已经恢复到产前的状态，此时，每次喂奶

前的热敷按摩，请改成冰敷。冰敷的道具也很简单，只需要随处都买得到的卷心菜即可。

可以事先准备好几片比较大的卷心菜叶，清洗过后以流动的水泡 15 分钟，好让农药等不好的物质彻底清除，再冰在冰箱备用。每次要喂奶前，取出冰箱里的卷心菜叶，冰敷 10—15 分钟。

这个阶段，还可以搭配退奶水。

/ 退奶水 /

准备生麦芽 38 克，加 1200 毫升的水煮 20 分钟后，当水喝，喝 3 天。如果还是有奶水，则调整生麦芽的量，用生麦芽 100 克，加 1500 毫升的水，煮 20 分钟，一样每天当水喝，直到奶水全退了为止。

另外，退奶过程中，没有胀奶的话就先不要挤奶了，如此一来，多管齐下，你的身体自然会告诉你的大脑，不需要再继续泌乳了，奶水自然会慢慢地减少。身体呢，是个很奇妙的构造，你只要告诉它一点讯息，它就会给你响应。重点是不要急也不要猛，尽量以不破坏身体自然运作的方式调整，这样才能和身体和平共处。

排毒按摩，
还你平坦小腹和纤细美腿

生产完后，大部分的妈妈都将心力放在宝宝身上，但是也别忘了照顾自己。

虽然说，如果在怀孕期间按照前面介绍的方法正确饮食、作息与控制体重的话，产后多半能在短时间内顺利地恢复到产前的身材，不过，我还是提供一些有助于身材恢复的按摩方法，锁定的部位在腹部与腿部。这些按摩区域，也都会触及身体的淋巴系统，除了瘦身的功能，还可以同时有淋巴排毒作用。

针对腹部的淋巴瘦身按摩，需要全程躺下，所以请你先准备一个抱枕或是一条毛巾，垫在腰部下面，或是将折叠起来的毛巾当作抱枕使用，把腰部撑起来，让上半身至少因此能有一点伸展的感觉。躺好后，双手可以搭配惯用的身体乳液或是个人的保养品，开始进行腹部瘦身按摩。

/ 腹部淋巴紧实按摩 /

1. 先进行腹式呼吸。吸气时，肚子隆起，吐气时肚子凹陷，慢慢地吸吐，大概3—5次，身体就会有自然放松的感觉。不习惯这种呼吸法的人，刚开始时，把意念集中在肚子，多练习几次，就能上手了。

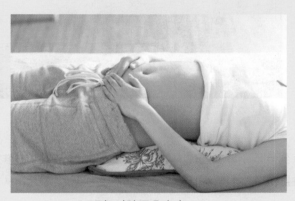

吸气时肚子凸出来。

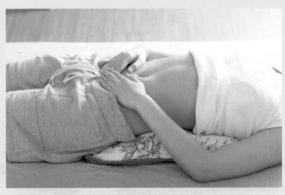

吐气时肚子凹下去。

2. 双手以顺时针方向不断交替，在肚子上以画圆方式按摩。画 3—5 圈。

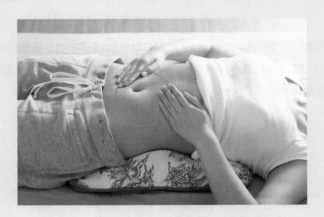

3. 接着找到自己肋骨的位置，从左边肋骨下方开始，往左下方推按，再从左腰侧，往肚脐下方推按，再从下腹部往右侧腰间推按，最后再从右侧腰间，往右边肋骨方向推按，以菱形的推按方向，持续 3—5 次。

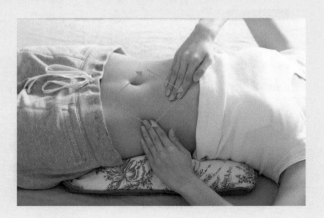

4. 从腰侧开始，由外往内，双手交替滑拨，可以稍微用点力气，感觉要把腰间的肉往肚脐方向推，每一边重复推拨6次。

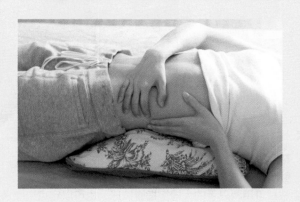

5. 最后再搭配几个穴位按摩，帮助排水与紧实腹部肌肉，就可以大功告成了。

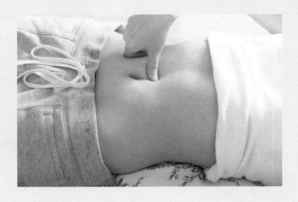

水分穴

●功能：帮助水分代谢正常，消除浮肿。

●位置：肚脐上方约一指宽处。

●按摩手法：以拇指指腹慢慢按压，或是定点绕圈揉按，重复5—10次。

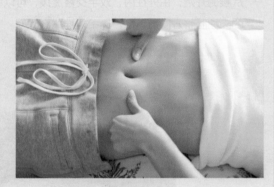

天枢穴

- ●功能：帮助紧实腹部肌肉。
- ●位置：肚脐左右约 2 指宽的位置。
- ●按摩手法：可用两只手的大拇指指腹按压，也可以定点绕圈揉按，重复 5—10 次。

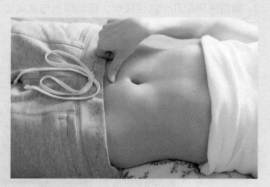

气海穴

- ●功能：帮助平衡激素，镇定神经与纾压。
- ●位置：肚脐下方 2 厘米处。
- ●按摩手法：可用两只手的大拇指指腹按压，也可以定点绕圈揉按，重复 5—10 次。

6. 按摩的最后需要进行舒缓。请将双手放在下腹，也就是子宫的位置，往外侧缓慢抚滑，并且想象着子宫正因为你的双手而获得舒展，连续约5—10次。最后，将双掌交叠，回到腹部，顺时针方向绕圈安抚，5—10次。

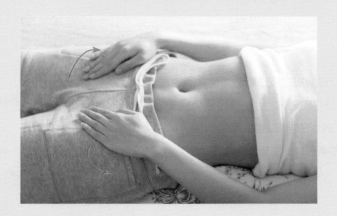

/ 腿部淋巴消肿按摩 /

做腿部按摩的时候，可以找一张矮椅坐着按摩，坐在床上、沙发上也都没问题，尽量找到一个你觉得舒适的姿势再开始。和腹部按摩一样，你可以选择自己喜欢的身体乳液，从左脚开始。

1. 以拇指指腹按压脚心涌泉穴的地方，可往下按压，也可停留原处揉按。这个穴位可以帮助水分代谢，排除多余水分。重复此动作 3—5 次。

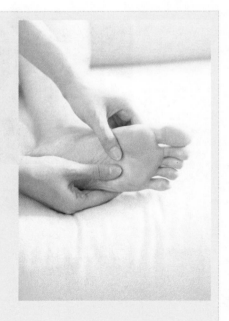

2. 以拇指指腹推按脚踝内侧。重复3—5次。

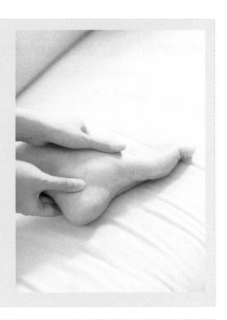

3. 再由脚踝沿着后腿，双手交替，一路往上抚顺直到大腿根部。

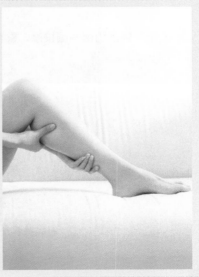

4. 双手握住小腿，由脚踝处往大腿根
部滑行，过程中四个手指头可稍微
施力，重复3—5次。

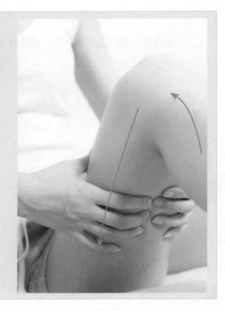

5. 右手于膝盖内侧画圆按摩，重复
5次。

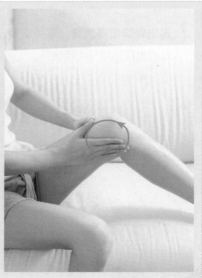

～ 175

6. 握拳轻轻敲击小腿至大腿外侧，可以促进血液循环，重复数次，直到腿部微微感到温热即可。

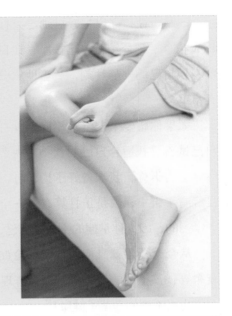

7. 舒缓，由下往上安抚整条腿，并换右脚进行按摩。

按摩指导示范"玩．疗愈"工作室 Kaya Wang
kayawang.massage@gmail.com

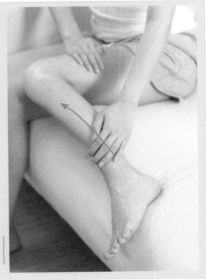

按摩贵在持之以恒，可别三天打鱼两天晒网哦！我觉得更可贵的是，每天花个十几分钟替自己按摩，让自己专注于自己的身体，享受忙碌生活中专属自己的安静片刻，适当地放松，可以让你更有能量地面对生活中的大小事。

如果你想要个宝宝，却迟迟没有好消息，先别急，按照书中的建议，自己试着寻找适合自己的食物，观察自己身体的变化，假以时日，你的身体就会告诉你，我准备好了！届时，有个健康的宝宝，绝非难事。如果你已经有了宝宝，或是正打算有下一个宝宝，这些原则更是身为母亲的你必须学习的，因为你掌握的不只是自己，更是全家人与下一代的健康。

从今天开始就身体力行吧！检查一下家里的冰箱、食物柜，该舍弃的就舍弃，该拒绝的就拒绝，因为，现在的决心，会为你以及宝宝带来再多金钱也买不到的一辈子健康！

加油，要持之以恒哦！邱老师祝福你！

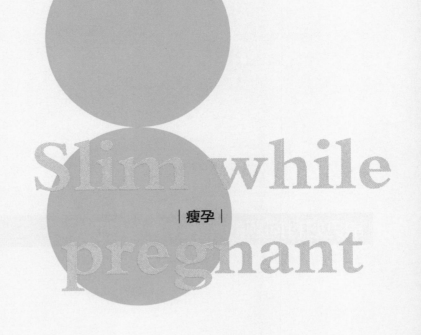

Slim while pregnant

瘦孕

同场加映

< 壹 >

常见妇科问题的原因和改善建议

　　备孕期首要任务就是调整体质与调理妇科问题，以下是我整理的一些常见的妇科问题，你可以依自己的状况，按照我的建议去调整，调好身体才能够怀孕哦！

1. 经期不准

　　正确计算月经周期的方法，从上一次月经结束的第二天算起到这一次月经开始的前一天，是为周期，连续记录三个月到半年，观察周期天数，误差 3—5 天都算正常。

● **月经提前的原因：**
① 身体器官病变，如妇科反复发炎，甲状腺出现问题或脑瘤
② 上火、血热，对应方法是忌口寒性和上火食物
③ 情绪剧烈变化
④ 生活环境产生巨大变动也可能提前或延后

● **月经延后原因**

① 血虚，营养不均衡，造血功能不良

② 荷尔蒙失调、子宫内膜增生或多囊卵巢综合征

③ 长期服用避孕药

④ 卵巢早衰

⑤ 情绪异常

⑥ 过度节食、减重

⑦ 甲状腺功能异常

● **荷尔蒙失调的原因**

① 脂肪为内分泌系统制造荷尔蒙的原料，长期优质脂肪摄取不足或不均衡，都有可能造成荷尔蒙失调

② 因长期摄取上火食物、熬夜、情绪压力而导致的身体长期上火

③ 脑部肿瘤

④ 甲状腺亢进或低下

⑤ 过度节食、营养失调

2. 妇科发炎

● **成因**

体质太寒，对蛋、牛肉过敏，内裤阴干，下半身衣裤过于紧绷不透气，不洁性行为

※ 对应方法：忌口寒性食物、生食、冰品、蛋类、牛肉；内裤不要阴干，有发炎时用棉质免洗裤洗过再穿；塞剂治疗完成后将发炎时穿过的内裤全部丢掉，避免重复感染；下半身衣着尽量以宽松透气为原则，性行为时除非打算怀孕，否则请全程使用保险套。

3. 多囊卵巢综合征

● 成因

① 长期大量吃蛋、奶类制品

② 上火食物吃太多

③ 生活作息不正常

④ 情绪压力

⑤ 长期优质脂肪摄取不足

※ 对应方法：忌口寒性、上肝火、影响妇科的食物，包括鱼、山药、竹笋、蛋类及奶类，不熬夜，以及做好情绪管理。

4. 痛经

● 成因

① 体质太寒

※ 对应方法：热敷肚脐下方和荠骨上方。经血量少或正常者可喝温姜汁，

忌口寒性、上火食物。因体质太寒引起的痛经多为闷胀痛；抽痛、刺痛则有可能是经期前吃到影响神经的食物，可多吃 1—2 颗 1000 毫克的柠檬酸钙来缓解。

② 子宫内膜异位（上火引起）、子宫肌腺瘤

（子宫内膜异位和子宫肌腺瘤多为绞痛）

※ 对应方法：热敷，忌口寒性和上火食物，喝温姜汁，并严格忌口蛋类、奶类、黄豆制品、鱼类、竹笋类。

5. 经期头痛

● 成因

① 缺铁

※ 对应方法：补充铁剂，或认真摄取羊或猪的瘦肉。

② 体质太寒，头重、昏沉、闷胀

※ 对应方法：可热敷颈大椎和肩颈，忌口寒性食物，喝温姜汁（经血量多者不宜）。

③ 缺钙或经期前吃到影响神经的食物

※ 对应方法：柠檬酸 1000 毫克多吃 1—2 次，忌口上火及影响神经食物。

< 贰 >

有"流产""停孕"经历的人，如何成功孕育出健康宝宝？

随着生活方式的多样化，有越来越多的女性，在经历一些不愉快的流产之后，可能又会经历第二次、第三次……

除了这种"习惯性流产"，还有部分孕妈妈会遇到"胎停"的情况。

这些不仅会造成自己心理上的负担，甚至会对生活带来不小的压力。

我也常常被学生问，"为什么我会遇到这种事？""我还能生一个健康的宝宝吗？"

在痛心学生们的同时，我还是想跟大家再聊聊有关"停孕""习惯性流产"的问题。

导致流产的原因有哪些？

流产后，要过多久才是要宝宝的最佳时期？

或许接下来的内容，能给你一个解答。

/ 流产的原因 & 应对 /

1. 跟受精卵有关

受精卵有 DNA 的缺陷，或者受精卵异常。

2. 甲状腺功能异常

甲状腺跟内分泌系统有关，它的异常会引发我们卵巢功能的失常。

如何应对?

- 严格忌口寒性食物、上火食物。

- 不要熬夜，不要晚睡，尽量保持生活作息正常。

- 做好情绪管理。在我的咨询经历里，甲状腺功能异常的人呢，通常都有以下这几种基本人格：过度追求完美，对自己要求严格。当你达不到你自己的要求时，很容易陷入情绪沮丧，忧郁、愤怒，对自我不满意。这些都需要我们去做调整。

---

3. 子宫环境不良

比如子宫壁过薄、子宫肌瘤、子宫肌腺瘤，这些疾病会占到我们受精卵着床的位置，让受精卵没有足够的空间去发育。

> **如何应对?**
>
> - 子宫环境不良，最主要来源于营养不良、营养不均衡。
> - 认真择食，三餐有肉、菜、淀粉，特别注意优质蛋白的摄取，蔬菜和水果不要过量，择食鸡汤认真喝，可以帮我们打造一个好体质。

4. 妇科感染

孕妇本身长期反复的妇科感染，会导致免疫系统敏感，无法判断体内的异物是敌是友，受精卵在着床的时候被自身免疫系统排斥。

> **如何应对?**
>
> - 流产之后至少先调养半年。半年内要把妇科问题调养好，这样下一次怀孕的成功率会大很多。

5. 缺乏叶酸

孕妇长期营养不均衡，叶酸水平过低。

/ 提高健康受孕的概率 /

如果不慎流产，下一胎想要一个健康的宝宝，该怎么做呢?

认真坐好小月子。

第一，至少要认真卧床两个礼拜。可以平躺、翻身侧躺，选一个自己舒服的姿势。

第二，忌口寒性食物，上火食物。寒性和上火食物都会影响我们的体质，让我们的身体无法恢复到一个很健康的水平。

第三，要调养半年之后再尝试怀孕。在调养的半年内，认真避孕，不要提重物，尽量不要穿高跟鞋。高跟鞋会让我们的腹部紧绷、子宫紧绷，对怀孕影响不好。

/ 情绪调整 /

在怀孕之前，因为之前流产过，那些不慎流产的担忧也很容易爆发。建议这些准妈妈，尽量不要在这个时候，让你过去的阴影回来影响你、干扰你。

与其哭哭啼啼地想着来不及来到这个世界的宝宝，不如祝福宝宝回到了菩萨、上帝的身边去做小天使，祝福他下次能有更好的机会能来到这个世界。

等你花半年调养好自己之后，在下一次怀孕时，健康的身体能让这一次的怀孕成功的概率大很多。

所以呢，不要自己吓自己，要时时刻刻提醒自己说，我已经是个全新的人了，我有更健康的身体了，这一次的怀孕一定会很成功，很顺利，这才是我们最该做的呢！

〈 叁 〉

择食宝宝照护与饮食重点

一、择食宝宝几点睡

1. 最晚不要超过晚上九点。

2. 零岁到一岁半、二岁，宝宝的生长曲线高低、体重、个性稳定度以及容不容易生病，都和宝宝的睡眠有关。

3. 宝宝睡眠时间的建立：

宝宝的睡眠时间其实是大人定出来的，在月子中心宝宝睡觉时间是固定的，所以坐完月子回家也要控制宝宝的睡觉时间。如果是给保姆带，也得和保姆沟通，规定宝宝睡眠时间。

二、如何养出情绪好，一夜安眠的天使宝宝

1. 在什么情况下宝宝的情绪会容易躁动？

○缺钙：会躁动、睡着时四肢会突然抽动、一被惊吓就哭，或是坐不住易哭闹。

○宝宝的情绪、行为反应是大人情绪的投射：看看妈妈本身是否有某些情绪问题，或者爸妈之间有情绪问题，例如：爸妈争吵会造成宝宝不安、哭闹。

2. 建立宝宝的规律作息

○宝宝规律的作息很重要，宝宝知道什么时间该做什么，个性会比较安定。

○宝宝脱离婴儿期后午睡时间会变短，但午睡最多两小时。

○若晚上七点睡，可以在五点半吃晚餐，六点吃完可以玩一下或散散步，七点就寝。

○一顿饭以吃半小时为限，时间到就把碗收走，养成宝宝专心吃饭的习惯；而且要在固定的地方吃饭，吃完才可以离开；过程中也禁止看电视，玩手机、iPad 或玩具。

3. 小天使宝宝按摩法

宝宝有哭闹或晚上哄睡时，建议帮宝宝做天使按摩，可以很快地让他放松或入睡。

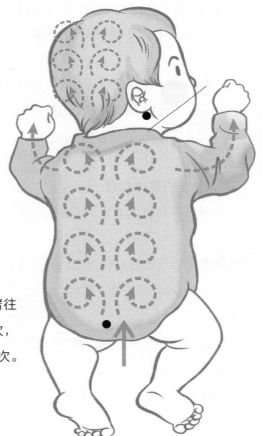

第一轮：花开式 A

由下往上到肩膀处顺着手臂往下，然后按摩耳下后方 10 次，再往上按摩到头部，重复 3 次。

第二轮：花开式 B

由下往上到肩膀处顺着手臂往下，然后
往上回到肩膀按摩耳下后方 10 次，再按
摩整个耳部，最后往下按摩到头部。

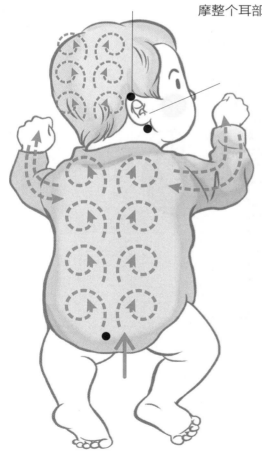

第三轮：8 字形

由下往上到肩膀处顺着手臂往下，然后往上回到肩膀按摩耳下后方 10 次，再按摩整个耳部，最后往下按摩到头部。

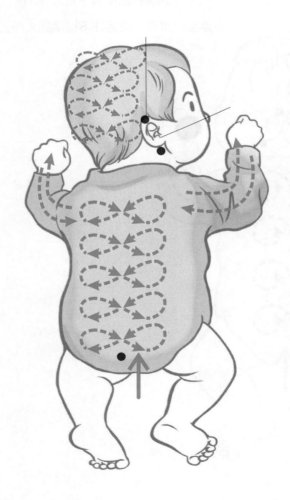

三、零到一岁半宝宝的饮食要点

/ 母奶阶段 /

　　母奶至少要喂六个月。母奶变少和吃及情绪有关，例如营养不够或是吃到上火食物，所以记得优质蛋白质的量要和坐月子时一样，胶质则要和生产前一样，才有足够的营养。因为母亲的生理本能是只要营养够就有奶，奶量至少都会够喂宝宝，除非乳腺不通才会比较少。而且母奶是最不易引起过敏的，如果宝宝对母奶过敏，除非是妈妈乱吃。

　　有些人会问，若母奶不足可以提早吃副食品吗？建议最好不要让这种情况发生哦！因为宝宝肠子未发育好，不一定能吸收，也容易引起过敏反应。但如果有特殊状况无法喂母奶，则可改用配方奶，若喝配方奶出现过敏反应，像胀气、拉肚子或皮肤过敏等状况，则改用水解配方奶。

/ 宝宝若突然厌奶，喝的量变少时 /

妈妈要先回想最近三天吃了什么，因为喂母奶的妈妈若吃到不对的东西，会让母奶味道不对，宝宝就可能会突然厌奶。

/ 副食品添加节奏 /
（只是大原则，因每个宝宝状况不同）

1. 若要提早给副食品，最快要等宝宝 6 个月之后。

2. 不管是喂母奶或配方奶，先做米糊（用生米煮成粥，如十倍粥）。因为直接将奶改成粥宝宝会不吃，所以如果宝宝一餐是喝 120 毫升的奶，过渡期先把 120 毫升的奶量分成 5 等份，按照 1 份米汤配 4 份奶→2 份米汤配 3 份奶→3 份米汤配 2 份奶→4 份米汤配 1 份奶的顺序，每隔三天更换一次比例，半个月之后就可以 1 顿米糊 1 顿奶了。

3. 6—7 个月：可以喂食米糊＋母奶（母奶可以让宝宝摄取到蛋白质与脂肪）、米糊＋一种蔬菜泥（根茎类如莲子，干燥或新鲜皆可；或是蛋白质含量高的菜，也可做成泥）。一种菜至少喂一星期，然后观察宝宝有无过敏反应，注意宝宝有无胀气、安定程度如何、是否皮肤过敏。若连试三天宝宝都不吃或吃得少，就先暂停，但宝宝现在不喜欢吃，并不代表他以后不会爱吃这个食物哦！

4. 9—10个月：此时宝宝长牙了，就可以吃肉了。

休养鸡汤不放鸡爪、去油不加菜，煮粥（可以煮浓度高一点），搭配方式如下：

一餐粥加菜泥（选宝宝曾吃过安全的菜）

一餐粥加肉（白肉鱼，如鳕鱼）

一餐粥加猪绞肉（到市场买猪绞肉请摊贩至少打三次至呈肉泥状）

不过要注意，一次一种蛋白质就好，分开摄取；菜和肉要分开，才能观察宝宝对肉的反应，如果菜和肉混在一起喂，有状况时难找原因。

这么大的宝宝可以吃多少肉呢？要看宝宝胃口，一天20—40克都可以，因为每个宝宝消化能力不同，去观察宝宝排便，如果便便较稀或便秘，表示消化能力较差，需要再做调整；9个月以后就可以试叶菜类了，而蔬菜的量，刚开始可以用大人的一半分量试试，最多吃到和大人一样的量。

不过，9个月时菜要和肉分开吃一个月，10个月以后才可以混在一起吃及更换菜色。

5. 11个月：

可以吃水饺（有肉有菜有淀粉），面食类要切碎切断。

可吃的餐食例如：

蔬菜粥＋绞肉（鱼肉）

马铃薯肉饼＋淀粉

豌豆肉饼＋淀粉

胡萝卜肉饼＋淀粉

香菇肉燥拌乌冬面

6. 蔬菜部分，一岁以下可以用大人的一半分量试试，视宝宝胃口调整，最多吃到和大人一样的量。

7. 一岁后就可以跟着大人一样吃择食餐了，刚开始先试 1—2 种菜去观察。宝宝身高 120 厘米以下时，一天一种蛋白质最多 40 克；三到四岁后，若身高超过 120 厘米就按照公式吃蛋白质。

8. 甜味的东西、较甜的水果最快一岁后或一岁半再吃。

9. 建议一岁半以后食物才可调味。若太快调味宝宝会容易挑嘴，且宝宝一岁半前内脏功能尚未发展成熟也不适合。

10. 一岁半后加入水果，和大人一样跟着大人择食吃法一起吃，但不一定要每天喝择食鸡汤，如果要喝，以清蔬休养鸡汤为主，一周 2—3 次。

11. 面包、贝果等发酵物，等宝宝一岁后肠道发育完全再吃。

12. 如果妈妈孕期、哺乳期有认真忌口蛋类，宝宝一岁半后可以尝试一周吃 1—2 次蛋制品，观察是否有过敏反应如胀气、拉肚子、羊屎便、皮肤过敏、容易哭闹等。

/ 宝宝还在吃菜的阶段时，如何摄取蛋白质及钙质？ /

蛋白质含量高的食物	钙质含量高的食物
绿豆（较寒，但夏天可以吃一点）	绿豆
红豆	燕麦（至少一岁后，因为麦类属高致敏性食物，无皮肤过敏的人偶尔也可以吃燕麦粥）
豌豆	芥蓝菜
皇帝豆	干香菇（自己泡发）
黑木耳（干的，自己泡发） ＊注：白木耳较寒	黑木耳（干的，自己泡发）
杏仁（蒸熟弄碎打成粉）	杏仁
榛果（蛋白质和钙含量是坚果中最高的）	榛果
核桃	油菜
开心果	紫红色苋菜
莲子（干燥或新鲜皆可，蒸熟做成泥）	莲子
紫菜／海带（要选未调味的拌入粥，偏寒）	海带、紫菜
花生仁（要新鲜的，宝宝可吃水煮花生碎弄成糊）	红枣（偶尔吃，泡发后蒸熟去皮，因为皮不好消化）
＊注：坚果类皆可蒸熟弄碎打成粉拌入粥中（大人要吃的话，可以将坚果蒸熟，或水煮后再烤一下）	卷心菜
	空心菜 ＊注：叶菜类要切很碎
	蛤蜊肉（一岁后无皮肤过敏者） ＊注：会便秘者只能喝汤不吃肉

< 肆 >

瘦孕高频问题 Q & A

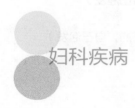 妇科疾病

Q **子宫肌瘤刚手术完可否照着择食吃呢?**

A 手术前和手术后第一个月，制首乌鸡汤的参须要去掉；姜汁则要在手术前一星期停用。

避免摄取奶蛋类、黄豆制品、鱼类、笋类食物。山药因对妇科问题有影响，也应于这段时间内避免。鱼类含的荷尔蒙则对妇科肌瘤问题有影响，若要吃的话尽量在中午吃，并且少量摄取。

另外，记得手术后多休息，半年内不要提重物哦!

Q 有痛经问题该怎么办？

A 很多女生有痛经的问题，如果是闷胀痛伴随偶尔刺痛，或经期腰酸，认真喝姜汁可以缓解，但请注意，经血量大的人，经期要停喝。如果是剧烈疼痛，就建议做妇科检查，看看是否有子宫肌腺瘤或子宫内膜异位。请记得生食、冰品、上火食物、寒性食物是女人美丽的大敌。

....

Q 讨厌，经痛又犯了！喝了一个月鸡汤原本不痛了怎么又痛了呢？想想这三天红豆茯苓汤喝多了些，肚子有点怪，不知跟痛经有无关系？生理期不能喝红豆茯苓汤吗，还是我自家煮的制首乌鸡汤分量太浓，太刺激了？好讨厌痛经，连跑 8 趟厕所……往好处想这样会瘦吧？

A 经期可以喝红豆汤啊！痛经有可能是吃到寒性或影响神经的食物；或是开始吃优质蛋白，心脏开始有力，子宫收缩力量变大，如果是后者，这种状况一段时间后就会改善了！

....

Q 有妇科问题（肿瘤、乳腺增生等）的人，四神鸡汤中的淮山是否需要替换？

A 不用，因为鸡汤中的淮山只是微量。但日常饮食还是要注意忌口，即使切掉肿瘤后，也要忌口，以防复发。

邱老师 的
小叮咛 >>> 有妇科问题的人也可以喝姜汁、鸡汤、红豆
茯苓莲子汤（喝五天停两天）。若想变换口味，
也可以在红豆茯苓莲子汤里加红枣，但要去
籽哦！

Q 本身黄体素不足该怎么办呢？

A 一般而言，黄体素不足与内分泌失调有关，内分泌失调与上火或体质太
寒有关，认真从忌口寒性和上火食物下手，三餐认真择食。身体有自我
疗愈功能，调理要有恒心毅力，长期去做才能看到效果。

Q 有子宫内膜异位的人，可以每天喝姜汁吗，或每天菜里加姜丝？

A 可以，记得老姜要去皮哦！还有认真忌口上火食物。

Q 有巧克力囊肿和子宫肌瘤的人（未怀孕）喝这四帖鸡汤可以吗？

A 可以，不过经血量大的人，如果喝第一帖时血量变多就要暂停，改喝第
二帖，等到经期结束后再回来喝第一帖。

Q 喝牛奶易得卵巢癌？！那其他食材呢？

A 荷尔蒙跟子宫肿瘤都有关联，有子宫肌瘤的人也尽量避免吃鱼，建议把鱼肉改到中午吃。现在很多养殖业者为了增加产量，一个池塘养了上万条鱼，不让它们生病，又要将它们养肥养大，就必须投药。喂荷尔蒙是要让鱼长大一点卖相好。这些鱼在市场上都很便宜，但是吃起来土味很重。

海鱼这一类问题比较少，但大型远洋鱼类如鲔鱼等，可能因为食物链而有重金属汞污染，必须小心。最重要还是要忌口容易引发妇科肿瘤的蛋类、奶类、黄豆类制品及竹笋类。

Q 妇科发炎，真的是女人一辈子的痛啊！想请老师分享一下妇科发炎的对应择食方法。

A 阴道发炎感染，是因为自体免疫系统弱：因为体寒，所以血流速度太慢，造成内脏得不到足够的氧气与养分，内脏就会慢性衰退，久而久之免疫功能下降，就会容易感染。另一个因素则是男性卫生问题……间接造成女性私处的感染。建议大家要忌口冰品、生食、寒性食物、上火食物、蛋类制品，认真吃优质蛋白质、姜汁与鸡汤哦！另外，牛肉易上火，也容易造成妇科发炎，要严格忌口。还有，认真喝水不憋尿，适度补充蔓越莓干也有助于女性泌尿系统的健康。

孕前调理

Q 胖胖的女生（155 / 86 千克）很想怀孕，减重跟调身体要先做哪个呢，还是双管齐下？

A 还是要先调体质和瘦下来哦！毕竟体重过重怀孕容易有妊娠高血压及糖尿病。

Q 制首乌补气鸡汤里的参须和天麻枸杞鸡汤孕期不宜，但是刚好是危险期想受孕，所以只要还没确定怀孕前都可以喝吗？

A 天麻鸡汤确定怀孕后再停喝也来得及，孕妇不建议喝有参须的汤，是因为人参有活血的功能，如果本身有出血，可能有增加出血量的风险，只要不是长期、大剂量地喝，不必太担心。

Q 我只要开始准备受孕都会很成功地立即怀孕，但这两次都是七八周时出血，到医院检查就发现胚胎萎缩无心跳而动手术拿掉。医生说二次小产即是习惯性流产，且是查不到原因的。并说下次若又有了，初期会开微

剂量的阿司匹林＋抗生素＋黄体素给我吃（说是降低母体的抵抗力以免与胚胎产生排斥）。但我明明已经生了一个健康宝宝了啊！想请问这种情形是缺少何种营养素吗，还是体质所导致的？

A 第二胎的怀孕时间，建议是第一胎生完后两年，小产完要等半年再准备怀孕。你生完第一胎，不到两年小产两次，母体耗损很大哦，建议你认真择食，避孕至少半年之后再准备怀孕比较好！

Q 由于自己除了多囊卵巢外还有皮肤过敏、甲状腺低下及血压微低（约95／55）的问题，先生也有鼻子过敏，家中不能碰的蔬菜很多，目前仅以各式菇类、洋葱、胡萝卜、黑木耳、茭白（午餐）搭配使用，一周餐食内容单项菜容易超过三次，大约每天都会碰到一次菇类或是木耳，很怕长久这样是否会痛风。但选项实在太少，不知我这样的饮食搭配是否正确？在外饮食偶尔会破戒碰到卷心菜跟花椰菜。（甲状腺病人不应该食用……）另外，因为要调整怀孕体质，目前有搭配中药水药及药粉，前两个月也有吃排卵药。因为这半年不知为何体重一直缓缓增加，变胖3千克，体态臃肿不像最初择食紧实，所以一餐只吃半碗饭并多喝红豆汤，不知道这样做是对的吗？

A 蔬菜的话，空心菜、苋菜、豌豆、甜豆、青椒都可以吃啊！
还要提醒你，排卵药会让身体水肿哦！真的很不建议吃排卵药或打排卵针来怀孕，身体机能没调好，就算强制怀孕，孕期也会很辛苦，以后还会有患乳房肿瘤的风险！我也有不少多囊卵巢综合征的学生，择食一段时间后，身体机能就回复正常，也自然怀孕了。身体出状况，你可以看成是一种惩罚，也可以看成是老天爷在提醒你，饮食习惯跟生活模式需要做调整了……确实去做，就可以活出新的人生。祝福你！

Q 这几天不知是否停了晚上吃钙片的关系，又开始恢复半年前每晚三四点固定醒来的问题，晚上也要躺更久才能睡着（择食餐都有乖乖吃，也没碰任何含咖啡因的饮料），我可以再重新一天吃四次钙片吗？建议大概多久后再自己停掉晚上这一次，来检测是否已经没有睡眠问题呢？
另外，吃中药调养备孕是否也会造成水肿？择食后身体紧实瘦到腰线明显，但后来吃药调养的八个月，增加的三千克却连使用择食的瘦身方法也瘦不下来，感觉很沮丧。

A 我不清楚你吃的中药，所以无法判断，你应该跟你的中医讨论一下。要改善失眠的状况，钙片还是先一天四次，等状况稳定半年后再改成三次。另外，吃排卵药一定会水肿的，停吃以后也要三个月到半年才会慢慢消肿哦！

孕期

0—12 周

Q 朋友怀孕初期早上不会孕吐，但每到晚上就有恶心感，有什么方法可以缓解？饮食上有什么该注意的吗？（她都有乖乖择食。）

A 早点睡，睡前吃 2—3 片苏打饼干试试看。

Q 才择食几天就发现自己怀孕了，目前 6 周 3 天，反胃恶心想吐（但吐不出来）已经找上我了，而且不太吃得下东西、没食欲，要怎么处理呢？

A 赶快补充柠檬酸钙，早中晚餐后各 1 粒（1000 毫克）。

Q 时常感觉手脚冰冷，或过敏一犯就觉得身体寒冷，而且怀孕后卡痰较平常更严重，该怎么办？

A 有可能是体质太寒，葱、柑橘类（包括橘子、橙子、葡萄柚、柚子、柠檬、金橘、香吉士）、四季豆都不能吃，还要再避免寒性及上火食物，还有记得除了水果以外，不吃生食、冰品。

Q 怀孕期间在保养上有什么需要注意的事项吗？

A 爱美的孕产妇注意不要使用含以下成分的化妆品：
（1）含激素、荷尔蒙的。
（2）可能引起孕妇身体不适、子宫收缩、不正常出血的某些精油成分，比如月见草、小茴香、莳萝、大茴香、天竺葵、牛膝草、杜松、薰衣草、柠檬香茅、马郁兰、香风草、肉豆蔻皮、迷迭香、百里香、洋甘菊、茉莉、玫瑰。

Q 怀孕恶心会是姜汁引起吗？

A 建议你看看自己现在有没有上火，是不是因为上火造成内分泌不平衡而引起恶心的状况。

Q 产生胎毒的原因是什么？

A 怀孕时上火食物吃太多，小孩出生容易皮肤不好。有孕斑的原因也可以追溯到肝火。

Q 目前害喜状况是没有食欲，但发现鸡汤加醋后比较能开胃。不过我也听老师说果醋是寒性的，因此吃火锅可以蘸酱油或乌醋。如果我的饮食中加入乌醋是否不妥呢？

A 乌醋可以加一点。现在会害喜表示你的身体在上火，所以要认真择食，完全忌口，害喜要从根本上解决，就是处理掉你上火的状态，而不是治标地使用酸来抑制。

13—24 周

Q 目前怀孕 13 周，应该要补充胶质了，鸡爪可以接受，但是猪皮是从小就不吃的东西，可以补充胶原蛋白粉吗？

A 不建议吃胶原蛋白粉，因为我碰到过摄取后皮肤过敏或便秘的情况。可以用猪蹄筋或牛筋、海参、花胶来补充胶质。

Q 目前怀第三胎，四个月左右，现在照顾一家四口的饮食有时觉得疲累，老公尽量跟择食菜单做，现在感觉很多时间放在食材处理上面，尤其是鸡汤，想请教怎样可以同时处理家人的餐点又比较轻松？

A 建议你先做需时较久的料理，比方说先把饭放进电饭锅蒸；水果放进容器放满水后，把水关小让它冲水；燃气炉上一锅装清水，一锅装鸡汤，等清水滚了涮肉片，另一锅鸡汤应该也滚了，装进碗里，肉片也涮好了，这时饭应该蒸好了。可以叫大小朋友吃饭，再花个 5 分钟把水果洗洗切切，除非你还打算雕花，否则你就可以吃早餐了！另外，建议你在做这些事时，请老公帮你把姜汁泡好。这个流程当你做熟了，不会超过 15 分钟，学会理出先后顺序，就可以同时处理很多事了，用在职场上也是如此哦！

Q 我的亲戚好友目前有 7 个怀孕，其中一个现在 14 周，择食开始两周。体重一直没增加过，因为一直处于害喜状态，食量很差，特别是早上，吃完早餐通常会恶心很久，都得躺下来才会缓解！所以肉量无法达到老师要求。羊肉火锅片一拿出来闻到就吐，胶质的东西更是不敢吃，怎么办啊？！

A 多休息少操劳，有资深学姐分享姜泥炒饭不错，若是吃得下也可以吃点，不会整个孕期都这样，让她保持心情愉快也很重要。
寒性体质或阴虚火旺的人比较容易害喜。多休息、听放松的音乐，一般过三四个月后会比较稳定，现在先少量多餐不要勉强，等稳定后再认真赶进度就好。我不太讲害喜的事是因为我调的孕妇都没害喜啊！所以一直强调先把体质调好再怀孕嘛！

Q 怀第二胎 15 周了，最近一直被睡眠问题困扰，浅眠、早醒，其实第一胎就睡不太好了，择食大概快一个月了，柠檬酸钙也都有增加剂量吃，最近虽然入睡不算太困难，却都一大早五六点就起床。今天更夸张，凌晨四点就醒了，之后怎么也睡不着，只好起来煮择食早餐（叹）。我知道茯苓有安神的效果，不过现在人在美国，买不到茯苓，不知道有没有别的办法可以拯救被失眠困扰的孕妇？

A 柠檬酸钙的剂量是多少？如果是 1000 毫克的话，加到一天 4 次（正常三餐＋睡前 1 次）。一颗 1000 毫克的柠檬酸钙纯钙成分是 200 毫克。人正常一天要吃到 800—1000 毫克的纯钙。所以会建议服用 3—4 次，再加上食物中摄取的钙大约就足够 1000 毫克了。先看背面的纯钙成分，换算到吃进 800 毫克纯钙的量，应该会改善哦！另外，心脏无力睡眠时间会缩短，优质蛋白质吃得够吗？

Q 孕妇如何选择放松的音乐？

A 西藏颂钵，孕妇要小心听，因为它的波动可能会刺激到宝宝，不过也有宝宝喜欢听的；还可以试试水晶钵或大提琴的乐音来舒缓。
由于颂钵的声波按摩能量极强，对身心有极佳的放松效果，因此建议你在聆听时：
（1）选择一个不被打扰的环境，放松身心。
（2）用身体去感觉声波的振动，让身体的每个细胞，都能尽情享受颂钵的声波滋润，达到最佳的颂钵 SPA 效果。
（3）请勿在需要专注心神时聆听。

Q 我目前孕期 23 周，一天吃 4 次钙片，也有认真择食，早上起床还是会抽筋？不知是不是没吃够？

A 有没有平躺或是右侧卧睡？有同学之前也有过这种情况，改为固定左侧睡后就好很多。左侧睡是孕中后期的科学睡姿，右侧睡虽然可以给心脏减压，但是会让子宫增压，而左侧睡更有助于保证胎儿供氧正常和保证胎盘营养供给，且能增加心脏回流血液，减少子宫对静脉的压迫，对妈妈、宝宝都更好。

Q 我刚刚六个月产检回来，正在忐忑。今天妊娠糖尿检查数值为 150（超出正常 50），如果我水果的量已经严格控制，还有哪些需要特别注意呢？宝宝目前还是超重一周，我上个月超努力的，真是小小难过。

A 控制淀粉量，尽量吃隔夜再加热的饭，不要吃面包，要慢慢吃，每一口咀嚼 30 下。水果挑糖分低一点的，像奇异果、苹果等，跟宝宝沟通吃慢一点就好了！小问题，放轻松就好！

Q 我怀孕六个月了，额头跟嘴巴周围一直都长痘痘，请问有什么办法能消痘？

A 关于粉刺，要忌口的是蛋类、奶类、蒜头、蒜苗、韭菜、韭黄、虾子、虾米。分享我多年咨商的经验：青春痘的问题，一定要忌口黄豆制品和高温油炸、烧烤、炭烤、烘焙、爆炒及上火食物。

Q 我择食两年了，目前怀孕六个月，双胞胎。大约在五个月开始有子宫收缩现象，由于是第一胎就以为是正常的，不以为意。但是前几天变得严重频繁，所以挂急诊目前住院安胎中。刚刚才发现老师有说宫缩不要喝姜汁。想请问还有其他需要注意或补充的吗？

A 要注意钙片的补充是不是不够？这个时候应该是柠檬酸钙1000毫克一天4次，另外也要严格忌口寒性、上火，尤其是影响神经的食物哦。祝福你安胎顺利！

25—36 周

Q 最近身旁两个好友在怀孕后期都有妊娠高血压的症状，一个是母亲有高血压，另一好友家族无高血压病史。但到底为何后期会产生这个症状呢？和饮食有关还是遗传？

A 如果是因为肥胖、体重超标引起的高血压，那就检查是不是上火、水肿以及淀粉类摄取过多。体重过轻的人也容易有妊娠高血压的症状哦！

Q 我目前是怀孕26周的妈妈，第二胎了。怀第一胎时，有妊娠毒血的状况，水肿、高血压的症状一直到产后两周才消，尿蛋白甚至到半年后的健检还是过高。所以怀第二胎，生怕情形重演，看到《瘦孕》上的食谱，立刻开始执行。开始喝姜汁、鸡汤也已经两个月了吧！直到2周前，体重都没变哦！不过上周真的吃太多不能吃的东西：巧克力牛奶、茶饮料、蛋、卤肉……太多了记不得，胖了 3 千克，吓！希望接下来的 1 周赶快调整。

A 你不乖哦……吃这么多违禁品！第一胎有妊娠毒血的状况，及水肿、高血压的症状，代表你体质应该是不大好的（身体状况已经不佳），还是乖乖认真择食吧！把体质打好，以后要带 2 个小孩才会有体力战斗啊！妊娠糖尿多半是后天的。你第一胎已经是这样了，代表身体已经变差了。淀粉类一定要控制不要过量。上火、太寒的食物不要吃，记得把身体调温暖。吃了没营养的东西（蛋糕、饮料）当然是不行的啊！卤肉是劣质蛋白质，会引起酸毒、身体器官老化。一个人要老了一样健康有活力，30—50 岁怎么吃是关键。

如果你已经有妊娠毒血的状况，腹中胎儿的状况也会比一般胎儿来得不稳定。小孩的体质是妈妈吃进去的东西养成的，为了你自己与小孩好，请认真忌口吧！

Q 孕前，我没有排便的困扰，但孕期我却深受便秘所苦！近两个月，我开始把水果量、鲜奶饮用加倍，才有所改善。想请问这个改善方式 OK 吗？

A 你的问题有几种可能：1. 怀孕时优质蛋白质摄取不足，导致心脏无力，肠子蠕动变慢，所以没有便意；2. 胎儿太大，子宫往下压迫肠子，造成肠子蠕动变慢，也会没有便意；3. 之前没忌口奶蛋类及上肠火食物，肠子上火，羊屎便不好上，或有便意大不出来；4. 最惨！以上皆中。现在只能建议，该忌口的认真忌口，该吃的认真吃，晚餐 1 小时后出去散散步吧！

邱老师 ㉒
小叮咛 >>> 为什么一直要求大家注意控制体重？因为如
果子宫被撑得太大，容易造成子宫悬带松弛，
产后往下压迫肠子及膀胱，有人产后容易漏尿
就是这样来的！

Q 我目前 35 周，已择食 2 星期，但昨天宫缩很久，去医院医生说我宫缩
不正常，先开安胎药给我，怕我会提早卸货，想请问这样早上的姜汁还
可以喝吗？之前有医生说姜会促进血液循环和宫缩，我还是有用姜汁酱
油入菜，择食后身体精神有比较好，也瘦了 2 千克（宝贝没瘦到），但
这几天浅眠，总觉得有点胸闷无力，有一点手抖，这是身体在修复吗，
还是其他呢？

A 孕妇正常情况下可以喝姜汁，但请记得生产前一个月就要先暂停。如果
有出血或是宫缩，温姜汁要先停；钙质要先补够，严格忌口寒性、上火
及影响神经的食物，情绪上也要尽量放松哦！

Q 我是在产前最后两个月才接触到择食瘦孕！开始多吃火锅肉片＋鸡汤，
最大的改善是：减轻便秘情形。但最近开始会轻微水肿了，不大舒服。
我还用红豆茯苓汤取代晚餐的淀粉。结果是，晚餐到睡前都没什么排尿，
半夜却会起来上厕所 2—3 次！睡眠质量因此不大好，累……

A 红豆茯苓莲子汤消水肿的效果主要是在料上面，而且早餐吃效果最好。所以你不妨改成取代早餐的淀粉试试看。孕妇的膀胱本来就会压到，晚上摄入太多水分的话可能就会有影响的。

怀孕后期若有水肿请检视是不是以下状况：

（1）优质蛋白摄取不足。

（2）叶菜、水果过量或下午 4 点后有食用叶菜、水果。

（3）水分补充不足或者过量（冬季摄取 1800 毫升；夏季则是 2000 毫升，若有剧烈运动或流汗量大，可多补充 200—300 毫升，晚上 9 点过后控制饮水量）。水分补充的正确方式是小口含着慢慢喝下，牛饮的方式容易留不住水分造成水肿。还有关于晚上睡眠质量不好的问题，请问你孕期钙有吃够吗？一天吃 4 次哦！

Q 有朋友孕期晚上睡觉会盗汗，到后期更严重，是体寒上火造成的吗？

A 基础体质要先调啦！她是先体寒然后阴虚火旺，然后肝火引起肾虚。半夜盗汗有可能是长期体质虚寒，阴虚火旺引起自律神经失调，也可能再往下走……甲亢了！

Q 这礼拜去医院产检，医生说我确定有妊娠糖尿，开始测一个礼拜的血糖，现在我怀孕 29 周。

A 每一口食物确实要嚼 30 下。淀粉不要吃吐司，可以用糙米或胚芽米和

燕麦1：1泡2小时后再煮，煮好后分装小包，放冰箱冷冻一夜，再放冷藏退冰再加热，或直接加热，一餐约吃半碗，最多不超过一碗。

水果还是要吃，选含糖量较低的，像奇异果、百香果、香蕉、番石榴、火龙果、苹果（体寒，排便不成形的人最好不要吃火龙果；心脏无力，排便排不干净的，不适宜吃番石榴）。水果一定要吃，不然过一阵子你要严重便秘了！

特别注意，不要量完血糖后再吃东西，绝对不能熬夜，最好10点前睡着。而且怀孕前体重过重或过轻，都是妊娠糖尿病的高危险群，要特别注意体重控管！只要吃快和晚睡，血糖不可能降，要特别注意！

Q 我是个音乐老师，之前身兼两份工作，情绪常与身体状况交叉影响，两年前开始接触择食。之前有腋下疼痛问题，医生诊断为淋巴结良性发炎，吃药访遍名医都没效，阴天下雨、压力大时就会发作。去年开始备孕，结果有天突然腰痛，神经痛到完全无法转身，那阵子也不能怀孕。后来吃排卵药才顺利怀孕，不过也因此孕期前三个月体重就多了4千克。之前医生觉得小孩吃太多，体重比一般胎儿重了1周左右（但老师说宝宝重量超前一周很正常），要我少吃，也让我很沮丧。体重变化的情形是，怀孕三个月50—54千克。目前七个月是55.6千克，完全照择食方式吃，只吃三餐，不吃进其他食物。这四个月来只多1.6千克。

A 出现腋下疼痛，是否有情绪问题，都要做别人不愿意做的事情？因为腰、腋下都是"身体受力"的地方。持续性的疼痛，是否因为承受太多压力？还可以检视一下，是不是有什么让你对未来觉得没安全感？自己心理有准备好吗？因为情绪与身体的互动频繁且明显，疼痛产生都与情绪压力有关，这个情绪也是自己制造的。

至于小孩（胎儿）体重问题，可以多沟通请他少吃一点，慢慢吸收营养。另外也可能因为感觉到妈妈有压力、烦恼，小孩也产生压力与不安全感，认为自己必须多吃一点，怕妈妈哪一天会不要他。（因为孕妇的情绪会影响到孩子，人有情绪时身体本能便会多囤积粮食，以防万一。）要每天都和宝宝沟通，告诉他吸收营养这件事要慢慢来，否则妈妈生你时会不舒服哦！

小孩在受孕时灵性就与母亲同在。老师曾有个案是孕妇的肚子都偏一边，因为小孩一直横躺着，妈妈身体非常不舒服。老师摸摸妈妈肚子跟小孩说："宝宝可以移个位子吗？妈妈身体很不舒服，我们换个位子好不好？"这位妈妈就发现"小孩开始动了耶！"。所以也建议你多跟小孩沟通哦！

Q 我今年 36 岁，怀了头一胎，目前是 35 周，胎头还没下来，很担心必须剖腹产。我在幼儿园工作，一天必须照顾 20 多个小朋友，有大有小，因为体力消耗大，饭量也很大。之前身体有上火情形、太寒，但择食后孕期没有任何不适症状。进入 34 周时，工作到下班就有下肢疼痛、肿的问题（医生说没有水肿），足弓紧绷，足心会痛。

A 自然产一般都是 38 周。35 周时头还没下来是正常的，37—38 周时没下来才要担心。可以多跟宝宝讲讲话沟通，每天把手放在肚子上摸摸宝宝的头，跟他说话并引导他，叫他跟着妈妈的手慢慢下来，因为妈妈不希望肚子上开一刀。

足弓紧绷情形，应该是吃到影响神经的食物，钙也补充不够。以你的工作量来说，体力消耗非常大，饭吃多正常。可以在中午吃 2 颗钙片（即午餐多吃 1 颗），或者是午餐后间隔 2 小时再吃一颗。如果体力消耗大，可以在用餐间隔 3—4 小时补一个小餐（面包或是小点、肉、饭）。

产前一个月

Q 请问如果吃饭时间还没到但肚子饿了，我可以吃什么？有时候饿到快低血糖。医生说小孩 3200 克，要我少吃甜的东西，可是我都没碰任何甜食呀！

A 吃饭时间没到，肚子饿的话可以泡一大碗燕麦片，但是要注意，不要喝那种三合一的速溶麦片哦！

Q 请问到医院生产时，做子宫推压及打催产素会对宝宝不好吗？

A 可以避免的话，请告诉医护人员你不做子宫推压及打催产素，因为这对妈妈和小孩的伤害太大了。宝宝的出生有他自己的节奏，除非已经对母体造成危险，否则请放松，跟随收缩的节奏，让宝宝用最自然和平的方式来到这世界。请在一开始选择产科医师时，先沟通好对生产的理念。要明确表达你想要的生产方式，例如：不剪会阴，不催产，不无痛分娩等，如果医师不能配合，就另外找其他的医师。

剖腹产

Q 剖腹产后到可以正常饮食之间要怎么办？只能什么也不吃吗？

A 是，剖腹产是排气后才可以正常吃，而通常剖腹产后 24 小时会拔尿管，要下床走动帮助排气。

Q 老师说剖腹产后可以喝 3—7 天的滴鸡精，如果可以喝滴鸡精的话，那不如直接喝老师的鸡汤就好了？需不需要另外补充摄取帮助刀口恢复的保健品呢？

A 1. 滴鸡精已经变氨基酸了，是人体最容易吸收的！身体状况好的人也可以直接喝鸡汤。2. 优质蛋白质和胶质就可以帮助剖腹产伤口复原，但不可以吃上火的东西（例如麻油）和蛋哦！上火的食物会让伤口发炎，蛋可能会让伤口发肿。

Q 请问如果是剖腹产的话，老师的月子餐是不是一样？

A 是的。

孕期饮食及其他

Q 请问老师，宝宝黄疸是正常的吗？

A 择食瘦孕的宝宝，到目前为止，没有出现过黄疸现象，其实跟孕妈妈怀孕时忌口上火食物有关，所以请各位正在怀孕的妈妈别再乱吃啦！

Q 想请问一下，老师说怀孕最好吃羊肉，不要吃牛肉，但铁质的吸收怎么办？

A 牛肉会上火，体质燥热的人不大适合，牛肉对于肌瘤等问题也会造成更严重的情况，而且只要是红肉都含铁哦！

Q 孕期可以吃燕窝和珍珠粉吗？

A 1. 燕窝可以，但不建议喝单瓶装的，建议自己买回来发，只要用流动的过滤水泡2—3小时就发好了，再用热水烫一下，放点红枣，隔水蒸15分钟就可以了。2. 珍珠粉虽然可以去胎毒，但因为沿海重金属污染严重，大陆湖泊因为养鸭也有污染所以不建议，妈妈只要孕期认真忌口，其实不会有胎毒问题。

Q 我想自己煮孕期汤第三帖：党参山药杏鲍菇鸡汤，但是书上的药材是两餐份，如果 1 周 7 天的分量，这样煮的时候中药的分量要照 7 餐份加倍吗？

A 《瘦孕》书上的药材是两餐份，先除以 2，再乘以 7 就是 1 周份了。党参山药杏鲍菇鸡汤药材重量换算起来是：党参 26.25 克＋枸杞 37.5 克＋黄芪 19 克＋去籽红枣 25 粒＋山药 42 小块（每 6 块为半碗分量）。因枸杞和黄芪性温，为避免上火，连喝七天的话要减量。

Q 请问番薯白粥也可当成白饭吗？有时好想吃粥哦！现在想煮孕期鸡汤来喝，可用大同电锅熬煮吗？

A 大同电锅煮鸡汤改成内锅 7 碗水、外锅 4 杯量米杯的水；血糖正常、没有胀气的人可偶尔吃粥。

Q 请问孕妇可以喝水果醋吗？老师有说过不要喝蜂蜜，那醋饮呢？

A 不建议哦，果醋非常寒凉。首先"醋"本身就是比较寒的东西，"果醋"的话就更寒，醋的话，只建议偶尔吃哦！

Q 需要喝妈妈奶粉吗？好像蛮多重要的营养，但邱老师说不要喝奶制品？

A 奶制品是容易造成过敏的原因之一，妈妈需要的营养从其他正常饮食中获取，会比较好哦！

Q 大家都说孕期喝豆浆、牛奶会让宝宝皮肤白，多吃黑芝麻会让宝宝头发多又黑。这些孕期也都要忌口吗？

A 妈妈怀孕时如果忌口上火食物，宝宝的肤色会比较白，也比较不会皮肤过敏，很多黑芝麻是高温炒香，反而会上火哦！

> **邱老师的小叮咛 >>>** 上火食物容易加重孕期水肿，像烧烤、油炸食物，及辛香料如香油、辣椒等皆应避免；热性水果如荔枝、榴梿，若已有上火现象如便秘或长痘痘，应忌口；寒性食物如生鱼片、冰品，怀孕也应忌口。

Q 请问目前怀孕中，可以喝没有冰的椰子水吗？

A 有中暑吗？中暑解热才可以，平时不建议哦！椰子水是寒凉的。

Q 孕期越到后面，优质蛋白质分量也增加，但我每次都吃不完，硬吃又好撑哦！会不会胖到自己？

A 可以把一天的优质蛋白质分成 5 份，三餐之外，在早、午餐中间，午、晚餐中间把另外 2 份吃掉。

Q 增加胶质的方式是？

A 吃猪皮，或是猪蹄吃皮不吃肉，或吃猪蹄筋、牛筋、海参、花胶，每次半碗。

Q 请问孕妇吃素好吗？会不会营养不足？

A 我其实不太建议吃素，尤其对孕妇来说。因为在我的经验里，孕期摄取肉类蛋白质和其他素食的蛋白质，效果还是差很多，牵涉到宝宝以后的体质。毕竟人是动物，不是植物，所以动物性蛋白质被人体分解吸收的程度会比植物性蛋白质来得高。

Q 请教关于孕期便秘问题？

A 孕妇便秘的原因很多，如果你该忌口的都已经忌口了，还是有便秘的情况，有可能跟钙质补充有关，因为钙质不够的话，肠子的蠕动速度会变慢，另外心脏无力、优质蛋白摄取不足或摄取不对也会蠕动变慢，后期肚子太大的话，子宫有可能会压迫到肠子，肠子蠕动也会变慢，造成没有便意的状况。

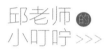

邱老师的小叮咛 >>> 孕妇择食后有时仍会有便秘的情况，可适时补充益生菌。另外每天可以多吃一份水果，但也要在下午 4 点以前吃完。

Q 孕期常头痛的原因？

A 1. 体质太寒、肾虚、遇到剧烈情绪或气温变化血管收缩，血不上头就会头痛。

2. 吃到刺激神经的食物引起头痛。

3. 孕妇缺钙也会睡不好、浅眠、脾气暴躁，需要补足钙的摄取。

Q 听说双子宫的人怀孕时因为受到子宫空间的限制，所以宝宝不能太大，不然会有危险。如果依照邱老师的瘦孕餐执行的话，宝宝会不会因为营养充足而过大？

A 不会哦！一般足月的话大约 3000—3200 克。

坐月子

Q 月子水在月子中心如果没办法用明火煮的话，可以用浸泡的方式吗？

A 可以在家煮好带去给产妇喝，浸泡的效果比较没那么好哦！

Q 想请问一下，原本月子水中药材料是黄芪19克，枸杞19克，红枣15颗，但去抓中药的时候老板建议改成黄芪38克，枸杞19克，红枣15颗，当归19克，请问一下两个的差别？这样是否有什么影响？

A 黄芪性微温，用量大有些人会上火，再加上市面上伪品很多，所以不建议用大量；当归活血，产后还在排恶露的情况不建议用当归，以免有出血不正常的情况。

Q 请问老师提供的月子水什么人不能喝？本身有肌瘤问题、经血量多，想在经期后喝可以吗？

A 按照《瘦孕》书中方法调理体质的产妇在月子期用月子水替代日常喝的水，更有助于补充气血，但是出了月子就要停喝，因为黄芪性微温，产妇生产完和哺乳期气血虚，喝月子水一般不会上火，但如果是正常人喝月子水就会上火了。另外，如果不是按照《瘦孕》的方法把身体调理成温暖体质后再怀孕的产妇，如果想在月子期喝月子水，建议先检查自己本身有没有在吃上火的食物、熬夜或者身体有严重的上火症状，如果有这些情况，月子期间喝月子水也有可能会上火，要随时注意身体反应，先改善上火反应再喝。正常人想补血，就是吃优质蛋白质和吃水果，红肉里有 B 群维生素和铁，再加上水果中的维生素 C，造血的三元素都有了，让身体自己造血。

Q 喂母乳期间水分要控制在 2500—3000 毫升，那坐月子喂母乳也一样吗？如果已喝了 1500 毫升的月子水，其余的水分可以喝温开水吗，还是应以月子水补充到足量？

A 还有三餐的汤也要算在里面，每餐大约 250—300 毫升的月子汤，其余的可补充温开水。

Q 月子汤适合的对象？

A 如果你已经超过 18 岁，跟邱老师一样是太平公主一挂的，除了认命就只能期待怀孕生小孩时，好好坐月子喝月子汤发奶来二次发育了。平常千万不要乱吃含激素的食品，有可能反而有长妇科肿瘤的风险哦！

月子汤适合正在坐月子、哺乳的妈妈们，还有青春期到 18 岁左右正在发育的少女们。（一星期可吃 2—3 次，不过要注意不要补过头，否则反而会刺激乳腺增生或发炎哦！）

***

Q 想请问杜仲巴戟天枸杞鸡汤，书上只有写"杜仲一大片"，请问有确切的几克或几两吗？（之前买药材的经验：中药店老板会说一片有大有小，还是可以告诉我几克或几两？）另外，在做法的第二点写到"盛两份鸡汤放入内锅"，请问两份的单位是用什么计算？几毫升呢？

A 一大片是手掌心大小的意思。书上的 2 餐份，一餐约 250—300 毫升；2 餐的话，用 600 毫升差不多。

***

Q 坐月子时不可吃麻油，主要是因为麻油多为高温制造，那如果是低温冷压方法制成的麻油可以吃吗？

A 可以，但要用低温烹调，不能冒烟哦！

***

Q 坐月子感冒（咳嗽、喉咙痛）了，请问月子餐食谱除了天麻要等好了才能吃之外，还有什么要暂时避开的吗？如月子水是否能照喝？

A 有浓痰姜汁停喝；月子水把黄芪去掉，有浓痰的话姜也去掉！

***

Q 请问大家最后一个月都是如何热敷胸部的？热敷 15 分钟的话，热毛巾要换好多次，而且湿湿的，大家有使用暖宝宝或者其他推荐的方法吗？

A 把毛巾打湿，用电饭锅外锅一杯水蒸热，对折摊平放入塑料袋，外面再包一层干毛巾，可以撑蛮久的哦！

Q 我目前约择食半年，10 天前产了一子，都照表操课在实行月子餐跟喝月子水，有时候 1500 毫升不够喝，都会喝到 2000 毫升左右，也有补充钙片一天 3 颗，肉量比照最后孕期吃。有吃医生开的子宫收缩药约吃 6 天，全母乳亲喂，但是生这一胎只要一久坐约 10 分钟以上，就会有像快生产前几天那样的骨盆酸痛，还有腰也比较容易酸，我需要多补充什么东西呢？或者哪一种汤可以增加喝的次数？或是就按接下来的汤照表喝就行了？

A 钙片一天应该要 4 颗，而你现在不应该久坐，记住要平躺，除了上厕所以外都应该要平躺。另外，坐姿正确吗？坐姿不正就会腰酸，坐好就好喽！还有优质蛋白质的量要跟生产前一样，蛋白质不够，肌耐力会比较差。

Q 关于产后束缚带和塑身衣，两种都要同时用吗？老师比较建议用哪一种呢？因为有看到小 S 说比较建议用纯纱巾的绷带来用作束缚带。老师会建议用多久呢？也是用满一整个月比较好吗？

A 塑身衣不一定要穿，但束腹带一定要用，纱布的绷带比较透气，但要别人帮你绑才绑得紧，一次最多绑 8 小时，至少要绑一个月。

邱老师 的
小叮咛 >>> 生完后你的紧身牛仔裤要穿得下才对，否则表
示坐月子时不乖。
坐月子注意事项：1. 坐月子自然产一个月，剖
腹产 45 天；2. 平躺可翻身（侧躺背要放靠垫），
除了上厕所以外，尽量不要走或坐，只有吃三
餐可以垫坐一下；3. 生完束腹带也一定要用；
4. 生完一周后再穿塑身衣（如果要穿的话）；
5. 肩膀可垫高或头垫高。

Q 一般母乳油脂是黄色，但我母乳的油脂是白色，我是不是缺少了什么？

A 初乳是黄的，慢慢地挤出来的就是白的，不用怀疑你的奶，它就是很营
养的！吃卵磷脂的母乳会偏黄。

Q 有人说吃卵磷脂会预防乳腺炎，所以很多哺乳妈妈都会吃。书中老师并
未提到卵磷脂，我想应该是没有服用的必要。而那些妈妈吃了一堆卵磷
脂，对宝宝会不会造成负担？

A 一般卵磷脂就两个来源，黄豆或蛋黄，作用是帮助脂肪分解。如果没吃
含反式脂肪或上火的食物，有确实热敷和按摩，就不会发炎了呀！该认

真做的事不做，只想走方便之门，这不是我的风格啊！

Q 月子餐里有青木瓜皇帝豆汤、蚝油秀珍菇皇帝豆炒肉片，家人去市场买菜，菜贩说皇帝豆是冬季的食材，请问我可以用什么代替？

A 建议煮汤的话改用其他根茎类蔬菜，炒的话就改用甜豆（豌豆）或荷兰豆（扁身的）。网络上有卖冷冻皇帝豆，你也可以参考看看。

Q 请问一下，坐月子不碰麻油除了上火这个原因以外，还有其他原因吗？另外，光是靠月子汤就能快速清排恶露吗？中医说吃麻油料理虽然会上火，但可以快速排净。

A 自然产第三周恶露就排得差不多了，要喝生化汤的话第三周可以喝；恶露若没排干净，以后易长子宫肌瘤，或内膜肥厚（可能变子宫内膜癌）。生化汤喝 7—10 天后就差不多可以了，剖腹产可以不用喝。
自然产后 1 周就可以喝姜汁，姜汁也可以促进子宫血液活络、加速恶露排出。剖腹产的话，建议是 2 周后再喝姜汁哦！

Q 可以买砂锅插电煮鸡汤吗，还是单买砂锅用燃气炉煮鸡汤呢？

A 都可以。

Q 想请问在医院住院期间要怎么吃？我订医院的月子餐，发现不符合择食标准，几乎不能吃，我又一直流汗觉得很热，但又很虚，是不是因为我吃了医院月子餐的关系？

A 产后第一餐开始可以用第一帖鸡汤（去参须）或是休养鸡汤＋肉片来食用，坐月子期间就是依照书后面的食谱去做，这样你就不会忘记了。坐月子期间可以喝月子水来代替白开水，但记住月子水要喝温热的，坐月子期间不碰冰水或冷水，饮食千万要忌口，否则透过奶水传给宝宝也不好哦！另外，刚生完如果觉得人很虚，也可以第一周先喝滴鸡精，一天1—2包。

哺乳

Q 请问哺乳不能吃参须，还有哪些参是不能碰的呢？

A 红参绝对不行，因为燥。白参在月子期、哺乳期也不要，都会退奶。但是白参在第一帖择食鸡汤可以用（未怀孕的话）。
月子汤有西洋参、党参，代表妈妈生完可以开始补身子了。生完第一周可用党参，因为它较温和，第二周开始，就可以酌量用西洋参了！

邱老师的
小叮咛 >>> 上火食物会影响发奶，要忌口哦！喂奶期间一
天总水分，请控制在 2500—3000 毫升（看出
奶量调整）。

Q 发奶汤里的两款鱼汤，因为石斑鱼和鲈鱼都是淡水鱼，日本这边比较难
入手。可以用其他鱼替代吗？

A 就找觉得没有食品安全问题的淡水鱼或是小型的深海鱼吧！

Q 哺乳期的同时又怀孕了，要怎么吃呢？蛋白质等就按照哺乳期的标准，
再外加胶质就可以了吗？

A 不建议哺乳期又怀孕哦！第一胎生完至少两年后再怀下一胎。已经在哺
乳期怀孕的妈妈就照哺乳期吃(跟月子期一样)，胶质也是跟月子期一样。

Q 请问哺乳中的妈妈可以喝红豆茯苓莲子汤吗？

A 可以。

Q 哺乳期间的肉量是跟怀孕后期一样吗?

A 是的。

Q 请问自己煮第一道鸡汤, 参须换成黄芪, 结果喝完口渴, 是因为喝太多吗?

A 1. 为什么参须要换成黄芪? 请不要随便自行更换药材。口干是上肝火症状之一, 黄芪喝多了会上火, 已经上火的会更严重。
2. 书中的 30 天月子餐, 哺乳期也可以一直吃。里面用的一样是孕期汤(没有加参须) 。第一帖鸡汤做法是没加参须的, 也不要加其他中药。有些中药材上火, 身体上火后, 母乳成分也会上火, 对小孩并不好。

Q 因为工作的关系, 如果上班要亲喂母乳都会很赶, 请问可以改用瓶喂吗?

A 每一次的瘦孕课程中, 我都强调最好能亲喂母乳, 不得已再改瓶喂, 如果可以, 最好喂到一岁, 否则至少喂六个月, 因为母乳中的免疫球蛋白是我们给宝宝最好的出生礼物啊!

邱老师 的
小叮咛 >>> 择食退奶法至少需要两个月, 很多人的身体机制是约宝宝一岁时奶量会变少。

其他产后问题

Q 请问产后掉发问题是因为缺钙吗？补钙可缓解吗？

A 是跟肾虚有关，原因大多来自妈妈怀孕时优质蛋白质不足，以及上肝火，所以要认真择食，忌口、补充优质蛋白质和鸡汤。

Q 想请问邱老师，我是 B 肝带原＋e 抗原，双阳性。所以宝宝出生 24 小时一定要打免疫球蛋白。我除了上肝火的食物要特别忌口外，平时保养还有该注意的事项吗？产科医生说我要好好注意自己的身体健康，尤其是肝脏的一些值数都偏高，是肝病变的高危险族群。

A 绝对不要熬夜，另外花生和玉米也要忌口哦！因为花生和玉米保存不当很容易产生黄曲霉素或霉变，台湾气候潮湿，花生和玉米很容易变质，所以肝脏不好的人，不建议吃花生和玉米。猪蹄花生汤不要加花生去煮，可以改成加去壳核桃 3 颗。

Q 外甥女有 C 肝，目前医生不建议她喂母乳，所以初乳也没有喂。想请问若没有喂母乳，月子水还要喝吗？是否月子水不喝，改喝退奶水？还有月子餐怎么吃？是直接进行退奶步骤吗？

A 请先直接喝退奶水，月子早餐鸡汤照喝，第一款鸡汤去参须，午餐晚餐不喝汤。请参考书中的退奶步骤哦！还有鸡汤里先不要放鸡爪，等完全退奶至少两个月再加。刚生完可以先用卷心菜叶冰敷，觉得涨就要喝退奶水。蛋白质慢慢减量到正常量。

- - - - - - -

Q 我坐月子的时候右手有碰到冰凉的水，坐完月子至今，只要右手碰到冰冷的东西，手腕就会开始酸痛，由于准备食材的过程，一定会碰到冰冷的东西，让我最近苦不堪言。想请问除了基本的姜汁和鸡汤和忌口，有没有其他建议可以帮助我改善这个状况？

A 尽量不要碰冰水啊！我在冬天洗菜时会开一点点热水，让水不那么冰。建议你可以认真热敷右手，认真择食调体质，冬天的时候再试试艾灸。

- - - - - - -

Q 遇到生产血崩者，是否跟剖腹产的月子方式一样，前一周不吃参，待出血量稳定没问题之后，再改为一般月子汤的方式？

A 至少一个月内不吃参，改成加红枣 15 颗。第一帖，去参须加红枣！

- - - - - - -

Q 生完有性冷感的问题。

A 因为初次生产或坐月子时，情绪不好、太累，或吃到上火食物，都可能导致荷尔蒙没有回到正常水平，失去性欲。所以生产和坐月子期间，男生要全力呵护、好好照顾。正常情况生完两三个月荷尔蒙会回到正常水平，如果一直有性冷感的状况，要严格忌口上火食物，争取时间休息，或补充月见草油 1000 毫克，早餐后一颗，补充三个月后停吃。

邱老师的
小叮咛 >>> 怀孕认真忌口不上火，生完产道会恢复弹性；
反之上肝火会使肌肉紧绷，阴道也容易松。
要避孕的话，不建议使用子宫内避孕器，因为
可能会造成粘黏或经血过多。

Q 生完小孩后长了很多白发，该怎么办？

A 认真补充优质蛋白质，尤其是羊和猪肉，严格忌口寒性和上火食物，4款鸡汤认真轮流喝。

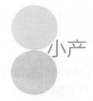

小产

Q 小产后第五天，引颈期盼，今早终于收到瘦孕孕期汤了。另外，老师说
姜汁要先停 2 周再喝，还有要注意哪些事情呢？

A 姜汁会促进血液循环，小产后喝，怕出血增加，所以停 2 周！自然产后
1 周就可以喝姜汁，如果是小产、剖腹产的话就等 2 周后再喝。刚生完
3—7 天喝滴鸡精就可以了！如果喝了姜汁恶露量明显变多，就要暂停，
怕有些人收缩不良。

Q 如果小产的话月子水可以喝吗？

A 可以啊！但不一定需要。充分休息，均衡饮食，忌口上火及寒性食物，
半年内不提重物和穿高跟鞋才是重点哦！

Q 小产除了好好坐月子喝鸡汤外，需要再特别补什么吗？如果我想要再怀
孕，要不要隔一阵子比较好呢，还是不影响？

A 至少躺 2 个礼拜好好休养，半年内不要提重物和穿高跟鞋，忌口寒性及

上火食物。祝福你早日恢复健康哦！至少先让身体休息六个月再准备怀孕吧！

Q 如果小产了，之后的择食是维持平常的分量，还是要调整？

A 小产期间蛋白质先维持正常的量，主要以第一帖鸡汤去参须，另加 15 粒去籽红枣，连喝 2 周；怀孕周数超过 12 周引产或流产，要再加一片掌心大的熟杜仲。坐好半个月的月子之后再恢复原本的择食方式。

邱老师的
小叮咛 >>> 流产后注意事项：
1. 至少要坐月子平躺 2 周
2. 休养完至少半年不能提重物
3. 第一帖鸡汤去参，加去籽红枣 15 颗
4. 六个月之后再尝试怀孕

瘦孕 Slim While
Pregnant

Slim While Pregnant

|瘦孕|

瘦孕懒人
对症养胎表

/ 体质自我对照表 /

体质	症状	对应方法
寒性	手脚冰冷，经痛，腰酸，分泌物多，妇科容易发炎，鼻子过敏，皮肤容易过敏，易尿频、夜尿、排便松散或不成形	忌口寒性食物、生冷、冰品，下午 4 点后不吃叶菜类和水果，早餐前认真喝温姜汁，择食鸡汤认真喝，优质蛋白质认真吃
上火	早上起床有眼屎，眼睛干、酸、痒，口干舌燥、嘴破、口臭，大便颜色深，易怒、无名火，浅眠、失眠，皮肤过敏、长痘痘	忌口寒性食物、生冷、冰品，下午 4 点后不吃叶菜类和水果，早餐前认真喝温姜汁，择食鸡汤认真喝，优质蛋白质认真吃，忌口上火食物
阴虚火旺	手脚冰冷，经痛，腰酸，分泌物多、妇科容易发炎，鼻子过敏，皮肤容易过敏，长痘痘。早上起床有眼屎，眼睛干、酸、痒，口干舌燥、嘴破、口臭，大便颜色深，易怒、无名火，浅眠、失眠，容易尿频、夜尿、排便松散或不成形	忌口寒性食物、生冷、冰品，下午 4 点后不吃叶菜类和水果，早餐前认真喝温姜汁，择食鸡汤认真喝，优质蛋白质认真吃，忌口上火食物

女性常见问题的原因和改善建议

症状	原因	忌口与建议
妇科肿瘤	—	忌口蛋奶制品、黄豆、鱼、竹笋、山药
经血随年龄增加，或血块多	有可能是子宫肌瘤或凝血功能不足	忌口蛋奶制品、黄豆、鱼、竹笋、山药和寒性及上火食物
经血量少	卵巢、子宫功能差，若伴随天数变少是上肝火肾阴虚	忌口寒性及上火食物
分泌物变多或润滑液变少	分泌物变多是体质太寒，润滑液变少是上火	忌寒性食物和上肝火食物
造血功能不足、贫血	—	月经结束后可吃三次猪肝
经痛（抽痛，刺痛，绞痛）	和神经痛有关	正在痛时可吃柠檬酸钙，因钙可安定神经
经血有血块	上火	忌口寒性食物和上肝火食物
经期症候群	体寒上火，缺钙	忌口寒性、上火食物，把钙质补够
经期胸部胀痛	上胃火	忌口甜食、奶制品、五谷杂粮、竹笋、黄豆制品、山药，忌吃饭太快

经期长	心脏无力所以子宫收缩不好	补充 Q10，蛋白质和淀粉的量也要够
经期不规律	缺钙，上火	补充钙片和月见草油（妇科肿瘤者不宜）
排卵期腹痛	上肝火或与卵巢、输卵管病变有关	忌口寒性、上火食物，检查卵巢、输卵管
分泌物多	体质太寒	忌口冰品、生食，喝姜汁、鸡汤
阴道发炎，感染	自体免疫系统弱或性行为造成	忌口寒性、上火食物，不熬夜，性行为使用安全套；温姜汁，择食鸡汤，优质蛋白质认真摄入
尿道炎	一般是因为长期憋尿，水又喝得少引起	大量喝水冲淡细菌，浓的蔓越莓汁也可以缓解
蜜月型膀胱炎	频繁的性生活	避免过度性行为，且建议性行为前先喝点水，结束后排尿和冲洗
子宫内膜异位	严重上肝火	忌口寒性、上火食物，不熬夜
宫颈癌	和性行为有关 高危险群: 长期阴道（妇科）反复发炎	忌口寒性、上火食物，性行为时确实使用安全套

乳房纤维瘤，乳腺增生或乳腺结节	大量吃黄豆制品(上胃火)，高温油炸食品及奶制品、蛋制品	忌口蛋、奶、黄豆、鱼类制品，竹笋、山药
胃食道逆流	肝火加胃火	忌上肝火食物、甜食、五谷杂粮、竹笋、黄豆制品、山药，每一口食物咀嚼 30 下
肺虚	讲话多，或抽烟、心肺功能差	可吃燕窝及其他补肺阴食物：百合、莲子、山药（有妇科肿瘤者禁食）、白木耳（较寒，大便不成形的人少吃），或西洋参泡茶。梨较寒所以不建议吃
头晕	气血循环差，心脏无力、贫血	认真吃优质蛋白质、淀粉及补充 Q10，早餐要吃两种水果

/ 孕前应调理好的问题及饮食建议 /

症状	原因	忌食与建议
多囊卵巢综合征	对蛋过敏，上肝火与熬夜，情绪压力	忌口蛋、黄豆、鱼、上肝火食物 做好情绪调整
泌乳激素过高	—	忌口黄豆食品和奶制品
宫寒	体质太寒	忌口寒性食物、生食、冰品，早餐前喝温姜汁，鸡汤认真喝
月经不规律	上肝火	忌上肝火食物
子宫内膜异位		
经血少		
经期长	心脏无力	补充 Q10
白带多	体质寒	早餐的温姜汁和鸡汤要认真喝，忌口寒性食物、生食、冰品
经痛（闷胀痛、抽痛、绞痛）	体质寒	姜汁和海豹油认真吃／补充钙片 忌口寒性食物、生食、冰品
害喜	体寒、荷尔蒙分泌不平衡	姜汁可止吐，3 大匙姜汁 + 500 毫升热开水 + 黄砂糖适量，觉得反胃时一口一口含着慢慢吞下
长针眼	上肝火	忌口上肝火食物
耳鸣		

体质寒	优质蛋白质吃不够，生食蔬果吃过多	忌口寒性食物，姜汁、鸡汤、海豹油认真吃
难入睡，浅眠多梦	缺钙，黄豆过敏，或吃到影响神经的食物	1. 忌口黄豆制品（含毛豆、纳豆、味噌、黑豆、黄豆芽），及鲑鱼、巧克力、糯米类、菠萝等影响神经的食物 2. 补充柠檬酸钙
鼻子过敏	食物过敏、遗传、体寒	忌口葱、柑橘类、四季豆、瓜类、白萝卜
异位性皮肤炎	体质寒才会过敏，因为寒，又吃了上火食物，火排不出才会过敏	忌口葱、柑橘类、四季豆、瓜类、白萝卜，另外要忌口蛋奶制品和上火食物、香辛料、海鲜及影响神经的食物
干癣	慢性体质寒又上肝火引起免疫失调	忌口寒性食物、上肝火食物，及刺激性食物、海鲜
紫外线过敏	上肝火	忌口上肝火食物，补充谷胱甘肽
湿疹	体质寒	忌口寒性食物，早餐前温姜汁及一天一碗红豆茯苓莲子汤
荨麻疹	体质寒才会过敏，因为寒，又吃了上火或过敏食物，排不出才会过敏	1. 傍晚以后才发作：忌口寒性食物，认真喝姜汁、择食鸡汤 2. 若是食物引起的荨麻疹，忌口海鲜及香辛料、蛋奶制品，多喝水加强代谢

汗疱疹	体质寒	忌口寒性食物，认真喝温姜汁、择食鸡汤
富贵手	体质寒又对蛋过敏	忌口寒性食物及蛋类制品
香港脚	体质虚冷、免疫力差易得	黄豆、蛋易刺激香港脚复发
汗斑	免疫力差，体质虚寒	忌口黄豆、蛋和寒性食物
皮肤过敏	体质寒	忌口玉米、芋头、五谷杂粮、蛋类制品、茄子、番茄、甜椒、青椒、南瓜、海鲜、辛香料。忌口后还是没好完全，最后再忌口隐形杀手奶制品
口角型疱疹、带状疱疹	1. 空气中的滤过性病毒 2. 上火与晚睡	忌口上火及影响神经食物，不熬夜
脂源性皮肤炎	上肝火	忌口蛋、上肝火食物
黑斑（肝斑）	黑色素沉淀，因为上肝火引起肾虚	忌口上肝火食物，不熬夜，做好防晒
尿蛋白	肝火引发肾火	忌口上肝火食物，不熬夜

肾虚（水肿，频尿，手脚冰冷，掉发，久坐、久站、经期腰酸）	肝不好肾就坏：因为肝除了解毒外，还要制造肾所需的白蛋白，所以上肝火易肾虚	1.忌上肝火食物 2.肝火旺→肾虚→钙质留不住，缺钙就会注意力不集中，晃神，可补充柠檬酸钙
黑眼圈	1.如果是夜咳，早上起床有痰，是因为鼻子过敏 2.黑色素沉淀：肾虚，上肝火	忌口寒性食物及上肝火食物和葱、柑橘类、四季豆，不熬夜
孕妇胎毒	上火食物吃太多	忌口上肝火食物
害喜、孕斑	源头是肝火	忌口上肝火食物
内分泌失调	长期上肝火	忌口上肝火食物，不熬夜

瘦孕 **Slim While**
Pregnant

/孕期与产后调理/

	调理重点	症状 / 孕期护理	影响与建议
孕前	1. 孕前 3 个月到半年先调体质，以避免孕期不适害喜及宝宝遗传到过敏体质 2. 要先让身体变温暖，早餐前喝温姜汁，早餐喝择食鸡汤 3. 均衡饮食，忌口寒性及上火食物 4. 认真忌口生冷及所有上火食物 ✿ 三餐后各补充一粒 1000 毫克的柠檬酸钙	过敏	父母为过敏体质，宝宝容易遗传到过敏体质
		宫寒	宫冷不孕，忌口寒性及上火食物
		妇科疾病	忌口生食、冰品、上火食物、寒性食物、山药、蛋、黄豆制品、鱼、奶制品
前 3 个月（0—12 周）	1. 前 3 个月体重持平不应增加 2. 饮食分量跟怀孕前一样 ✿ 三餐后各补充一粒 1000 毫克的柠檬酸钙 ✿ 有不正常出血或有明显不正常宫缩时，姜汁暂停 ✿ 孕妇维生素及叶酸等请遵照医师指示	害喜	姜汁可缓解孕吐
		心脏无力而来的饥饿感（会容易觉得饿，是因为心脏无力）	温开水＋苏打饼
		早起、睡前有恶心感时	温开水＋苏打饼
		脚酸	可以用孕妇专用精油按摩脚来舒缓（由下往上）
		忌口生食、冰品，及影响神经的食物	影响神经食物会刺激子宫收缩
		上肝火	宝宝会有黄疸

4—6 个月（13—24周）	1. 体重每个月各增1千克 2. 优质蛋白质一天要增加50%，平均分摊到三餐食用 3. 补充胶质: 胶质一周3次，每次半碗，可食用猪皮、鸡爪、猪蹄筋、牛筋、花胶，胆固醇过高者以海参为主 4. 怀孕中期肚子渐渐变大，有妊娠纹出现的可能，妊娠纹的出现与皮肤胶原蛋白不足有关。此时可以使用妊娠除纹霜，除了肚子、腰侧之外，胸部、臀部、大腿也不可忽略，并且要按摩 5. 此时蔬菜水果不加量，除非出现排便不顺或是便便较硬的情况，可在午餐或下午4点前多吃一份水果 ❀柠檬酸钙：13周开始改为一日4次，一次1颗1000毫克，三餐后和睡前各1颗 ❀孕妇维生素及叶酸等请遵照医师指示	排便不顺	可再考虑加一份水果（下午4点前吃完）或补充益生菌、注意补充足够的水分
		预防妊娠纹	注意! 肚皮12周后开始伸展，所以要擦除纹霜，很重要! 擦的范围: 肚皮、胸部（3个月后胸部会开始变大，就要涂了，避开乳头）、腰侧腰后、大腿内外侧、屁股下方

7—8 个月（25—36 周）	1. 7—8 个月体重每月增加一千克，32 周后每月增加 1.5 千克 2. 要为泌乳提前做准备，同时也为了胎儿发育所需，优质蛋白质要比初期加倍，蔬菜水果量相同，顶多加一份水果；如果可以，最后这几个月肉类尽量选羊肉 3. 胶质增加为一周 5 次 4. 最后这段时间更要严格禁止上火食物，因为身体上火会造成肌肉紧绷，临产时会让产道失去弹性，也会让宝宝上火而产生黄疸 ❀钙质与中期相同一天 4 次 ❀孕妇维生素及叶酸等请遵照医师指示	补充 Q10	喝红豆茯苓莲子汤消水肿，并参考本书的按摩方式
		水肿： 要检视 ○ 1 是否吃到寒性食物 ○ 2 蔬果吃过量 ○ 3 优质蛋白质吃不够 ○ 4 上火了 ○ 5 水分摄取不足或过多	需克制淀粉量，且每一口一定要咬 30 下，因为吃太快血糖会急剧升高。淀粉改用抗性淀粉，如放冰箱隔夜再稍微加热的白饭 ❀此阶段可多听胎教音乐
		妊娠血糖	

9—10 个月 （37 周—产前）	1. 体重月增 1.5 千克 2. 优质蛋白质比初期增加一倍，胶质摄取也是 1 周摄取 5 次，1 次分量也是半碗，有助增加肚皮延展性、减少妊娠纹出现 3. 淀粉摄取量须控制，特别是年纪较大的孕妇，以避免妊娠血糖过高，导致妊娠糖尿病或妊娠高血压 4. 产前一个月最重要的事是为泌乳做好准备，必须认真按摩，一天至少 1 次，可于洗澡后或睡前用热毛巾热敷胸部然后按摩，保持乳腺畅通 5. 1000 毫克的柠檬酸钙，一日 4 次，三餐饭后 + 睡前 ✿ 姜汁暂停	预防产后乳腺炎	为哺乳做准备： 按摩胸部乳腺，一天至少 1 次，洗完澡睡前做 热敷： 可以把毛巾打湿，电饭锅外锅加一杯水蒸热，对折摊平放入塑料袋，外面再包一层干毛巾用来热敷，可以撑蛮久的哦！
孕期	1. 初怀孕，虽然还只是一个胚胎，但他就有意识了，他都听得到也听得懂，所以要保持正面思考，不要自己制造不良情绪去影响宝宝 2. 孕期保持心情愉悦很重要，良好情绪需自己培养，要杜绝可能引起自己感伤或忧郁的任何事物，多接触让自己心情愉快的事物，以免内火上升 3. 孕期若有便秘可多吃一份水果，或补充益生菌，注意摄取足够水分 4. 晚餐没在 7 点半前吃完，或是当天蛋白质摄取不足的情况，少吃的蛋白质要补到第二天的早餐和中餐		
流产后	1. 第一帖鸡汤去参须，加红枣 15 颗去籽，怀孕周数超过 12 周以上流产者，要再多加一片熟杜仲，还有月子汤中跟发奶有关的猪脚、青木瓜、山药和鱼汤不要吃 2. 至少要坐月子平躺 2 个礼拜好好休养，休养完半年内不要提重物和穿高跟鞋 3. 忌口寒性及上火食物 4. 至少先让身体休息六个月后再怀孕		

瘦孕 **Slim While**
Pregnant

/ 产后与 BABY 照护 /

	重点整理
剖腹产	1. 剖腹产建议半身麻醉就好 2. 剖腹产完要热敷胸部帮助发奶 3. 剖腹刚生完至少前 2 周不吃参
哺乳	1. 初乳要多： （1）优质蛋白质和胶质：是怀孕前的一倍，蔬果量同怀孕前的分量； （2）水分：一天 3 碗鸡汤，早餐择食鸡汤，中午和晚上喝发奶汤； （3）不用麻油，因为奶水会不见，除非是冷压的麻油（中低温炒的，顶多用中火炒），且姜要去皮，但若一样上火后果自负 2. 半夜喂奶：先吸出来尽量不要用奶瓶喂，用大滴管，因为奶瓶比乳头更容易吸，等确定宝宝习惯吸母奶后再用奶瓶，不要太快用奶瓶 3. 退奶：一到两个月内优质蛋白质慢慢减量，让奶水慢慢变少，保留半个到一个 CUP 4. 钙不足，小朋友容易睡到半夜醒来，所以有喂母奶时，都是一天吃 4 次柠檬酸钙
宝宝照护	1. 不要宝宝一哭就去抱他，先确认以下 5 点： （1）是否要喝奶 （2）看尿布是否该换 （3）检查有无发烧 （4）摸肚子：正常是软的，硬的表示胀气。宝宝胀气涂薄荷油，顺时针帮他按摩肚子 （5）检查皮肤是否长疹子 以上 5 点都没有的话，就让宝宝哭，练肺活量，但可在旁轻声安慰和抚摸 2. 不要直接让宝宝接触强光 3. 宝宝带回家后尽量固定一个地方安置，比较容易有安全感，不要一直换位置

婴儿副食品	1. 母乳不够时，有以下 3 种方式 （1）喝牛奶：但不建议，因为牛奶分子较大，宝宝可能会拉肚子或便秘（正常便便颜色是金黄色的） （2）搭配母奶使用配方奶 （3）喝配方奶有出现拉肚子、便秘或胀气时，可改用水解奶粉 2. 一岁前肠道发育不成熟，所以吃副食品易过敏，母奶至少喂 3—6 个月，8—9 个月后再开始吃副食品，但妈妈要非常注意营养均衡和忌口；若母奶不够，至少 6 个月后再吃副食品 3. 一次吃一种，先从米糊开始，然后再试根茎类蔬菜，花果类蔬菜，一种测试 1 周，测试宝宝有无皮肤过敏、胀气、排便不顺等状况，有状况就赶快停。后期再试着加在一起，一次最多搭配 2 种，看宝宝对食物的反应，再去建立宝宝的食物记录 4. 至少一岁半前不要调味 5. 水果最快一岁后才吃，一次挑一种，照书上建议的水果吃 6. 蛋最快的话要一岁半后再吃（如水煮蛋），但量也别太多，慢的话两岁后再吃 7. 宝宝两岁前不能吃蜂蜜 8. 开始长牙后可以慢慢加入蛋白质，如鱼肉（无刺）、猪肉末 9. 身高 120 厘米以下婴幼儿，每日蛋白质量约 40 克，分成三餐吃

/ 择食宝宝饮食重点整理 /

时期	饮食重点
0—6 个月母奶阶段	1. 母奶至少要喂六个月，最好可以喂到一岁 2. 若母奶不足不要提早吃副食品，因为宝宝肠子未发育好，不一定能吸收，也容易引起过敏反应
6—7 个月	1. 转换过渡期——米糊：为了先让宝宝可以接受米糊的口感，把宝宝一餐喝的奶量分成 5 等份，慢慢增加米汤的分量，每隔三天换一次比例，约试半个月 例如：1 份米汤配 4 份奶→2 份米汤配 3 份奶→3 份米汤配 2 份奶→4 份米汤配 1 份奶，每隔三天按此顺序更换比例 2. 之后就可以 1 顿米糊 1 顿奶
7—8 个月离乳进入副食品阶段	1. 可以喂食米糊＋母奶（母奶可以让宝宝摄取到蛋白质与脂肪）、米糊＋一种蔬菜泥（根茎类如莲子，干燥或新鲜皆可；或是蛋白质量高的菜，也可做成泥），一种菜至少喂一星期 2. 观察宝宝有无过敏反应、安定程度，注意宝宝有无胀气、皮肤过敏等不舒服的状况 3. 若连试三天宝宝都不吃，或吃得少时就先暂停。但宝宝现在不喜欢吃，不代表他以后不会爱吃这个食物
9—10 个月	1. 最快 9—10 个月才能吃肉（宝宝长牙了） 2. 休养鸡汤不放鸡爪、去油不加菜，煮粥（可以煮浓度高一点） ●一餐粥加菜泥（选宝宝曾吃过的安全的菜） ●一餐粥加肉（白肉鱼，如鳕鱼） ●一餐粥加猪绞肉（到市场买猪绞肉请摊贩至少打三次至呈肉泥状） ✿一次一种蛋白质就好，分开摄取；菜和肉要分开，才能观察宝宝对肉的反应，如果菜和肉混在一起喂，有状况时难找原因 ✿九个月以后可以试叶菜类 ✿肉的分量：看宝宝胃口，一天 20—40 克都可以。因为每个宝宝消化能力不同，去观察宝宝排便，如果便便较稀或便秘表示消化能力较差，要再做调整 ✿蔬菜的量，一岁以下刚开始可以用大人的一半分量试试，最多吃到和大人一样的量 ✿9—10 个月这阶段菜要和肉分开吃一个月，十个月以后才可以混在一起吃及更换菜色。

11 个月	可以吃水饺（有肉有菜有淀粉），面食类要切碎切断。可吃的餐食例如： •蔬菜粥＋绞肉（鱼肉） •马铃薯肉饼＋淀粉 •豌豆肉饼＋淀粉 •胡萝卜肉饼＋淀粉 •香菇肉燥拌乌冬面
一岁	1. 一岁后就可以跟着大人一样吃择食餐，试 1—2 种菜去观察 2. 宝宝身高 12 厘米以下时，一天一种蛋白质最多 40 克 3. 三到四岁后，若身高超过 120 厘米就按照公式吃蛋白质
一岁后	1. 甜味的东西、较甜的水果最快一岁后或一岁半再吃 2. 一岁半以后才可调味，若太快调味宝宝会容易挑嘴，且宝宝一岁半前内脏功能尚未发展成熟 3. 一岁半后加入水果，按照大人的择食吃法吃，但不一定要每天喝择食鸡汤，如果要喝，以清蔬休养鸡汤为主，一周 2—3 次 4. 面包、贝果等发物，等宝宝一岁后肠道发育好后再吃 5. 如果妈妈孕期、哺乳期有认真忌口蛋类，宝宝一岁半后可以尝试一周吃 1—2 次蛋制品，观察是否有过敏反应如胀气、拉肚子、羊屎便、皮肤过敏、容易哭闹等

瘦孕 Slim While
Pregnant

Slim While Pregnant

| 瘦孕 |

从备孕到退奶，
各阶段三餐吃法一览

/ 备孕期食谱 /

一天摄入的总肉量为：（身高 −110）×3.75，平均分成五份，早餐、午餐各两份，晚餐一份。

早餐	午餐	晚餐
1. 温姜汁 2. 鸡汤：制首乌补气鸡汤、四神茯苓鸡汤、天麻枸杞鸡汤、清蔬休养鸡汤四款轮流喝 3. 水果两种，每种六口 4. 肉两份 5. 淀粉适量	1. 肉两份 2. 蔬菜两种（做好后加起来一碗） 3. 淀粉适量	1. 肉一份 2. 蔬菜一种（做好后半碗） 3. 淀粉适量
✽每一餐的淀粉量都可以自己把握，整体吃到八分饱即可	蔬菜可选（但不限于）： 胡萝卜、土豆、香菇、秀珍菇、杏鲍菇、蟹味菇、木耳、茭白、西芹、海带、绿豆芽、洋葱、豌豆荚、甜豆荚、皇帝豆、青豆、四季豆、莲藕、菱角、西蓝花、芋头、紫甘蓝、番茄、玉米、卷心菜、芥蓝、油菜、紫菜、空心菜 肉类可选（但不限于）： 羊肉、猪肉、鸡肉、鱼 ✽可以蔬菜和肉都单独炒或涮，也可以组合，只要吃够一种肉两种蔬菜即可，如：清炒空心菜＋杏鲍菇肉片，或洋葱木耳炒肉片	

/ 孕初期食谱 /

一天摄入的总肉量为：（身高 −110）×3.75，平均分成五份，早餐、午餐各两份，晚餐一份。

早餐	午餐	晚餐
1. 温姜汁 2. 鸡汤：制首乌补气鸡汤（去参须）、四神茯苓鸡汤、清蔬休养鸡汤三款轮流喝 3. 水果两种，每种六口 4. 肉两份 5. 淀粉适量	1. 肉两份 2. 蔬菜两种（做好后加起来一碗） 3. 淀粉适量	1. 肉 一份 2. 蔬 菜一种（做好后半碗） 3. 淀 粉适量
✸ 每一餐的淀粉量都可以自己把握，整体吃到八分饱即可 ✸ 血糖偏高的，可用糙米、燕麦、白米混合煮饭 ✸ 如有异常出血，要停掉温姜汁，及时去看医生	蔬菜可选（但不限于）： 胡萝卜、土豆、香菇、秀珍菇、杏鲍菇、蟹味菇、木耳、茭白、西芹、海带、绿豆芽、洋葱、豌豆荚、甜豆荚、皇帝豆、青豆、四季豆、莲藕、菱角、西蓝花、芋头、紫甘蓝、番茄、玉米、卷心菜、芥蓝、油菜、紫菜、空心菜 肉类可选（但不限于）： 羊肉、猪肉、鸡肉、鱼 ✸ 可以蔬菜和肉都单独炒或涮，也可以组合，只要吃够一种肉两种蔬菜即可，如：清炒空心菜＋杏鲍菇肉片，或洋葱木耳炒肉片	

/孕中期食谱/

一天摄入的总肉量为：（身高 -110）× 3.75 × 1.5，平均分成五份，早餐、午餐各两份，晚餐一份。

胶质每周补充三次，每次半碗，可选择鸡爪两只或者巴掌大的猪皮一块，或者海参、花胶、猪蹄、牛筋等。

早餐	午餐	晚餐
1. 温姜汁 2. 鸡汤：制首乌补气鸡汤（去参须）、四神茯苓鸡汤、清蔬休养鸡汤三款轮流喝 3. 水果两种，每种六口 4. 肉两份 5. 淀粉适量	1. 肉两份 2. 蔬菜两种（做好后加起来一碗） 3. 淀粉适量	1. 肉一份 2. 蔬菜一种（做好后半碗） 3. 淀粉适量
✹每一餐的淀粉量都可以自己把握，整体吃到八分饱即可 ✹血糖偏高的，可用糙米、燕麦、白米混合煮饭 ✹如有异常出血，要停掉温姜汁，及时去看医生	蔬菜可选（但不限于）： 胡萝卜、土豆、香菇、秀珍菇、杏鲍菇、蟹味菇、木耳、茭白、西芹、海带、绿豆芽、洋葱、豌豆荚、甜豆荚、皇帝豆、青豆、四季豆、莲藕、菱角、西蓝花、芋头、紫甘蓝、番茄、玉米、卷心菜、芥蓝、油菜、紫菜、空心菜 肉类可选（但不限于）： 羊肉、猪肉、鸡肉、鱼 ✹可以蔬菜和肉都单独炒或涮，也可以组合，只要吃够一种肉两种蔬菜即可，如：清炒空心菜＋杏鲍菇肉片，或洋葱木耳炒肉片	

/ 孕后期食谱 /

一天摄入的总肉量为：（身高 −110）× 3.75 × 2，平均分成五份，早餐、午餐各两份，晚餐一份。

胶质补充增加为一周五次，每次半碗，可选择鸡爪两只或者巴掌大的猪皮一块，或者海参、花胶、猪蹄、牛筋等。

早餐	午餐	晚餐
1. 温姜汁 2. 鸡汤：制首乌补气鸡汤（去参须）、四神茯苓鸡汤、清蔬休养鸡汤三款轮流喝 3. 水果两种，每种六口 4. 肉两份 5. 淀粉适量	1. 肉两份 2. 蔬菜两种（做好后加起来一碗） 3. 淀粉适量	1. 肉一份 2. 蔬菜一种（做好后半碗） 3. 淀粉适量
✿ 每一餐的淀粉量都可以自己把握，整体吃到八分饱即可 ✿ 血糖偏高的，可用糙米、燕麦、白米混合煮饭 ✿ 如有异常出血，要停掉温姜汁，及时去看医生	蔬菜可选（但不限于）： 胡萝卜、土豆、香菇、秀珍菇、杏鲍菇、蟹味菇、木耳、茭白、西芹、海带、绿豆芽、洋葱、豌豆荚、甜豆荚、皇帝豆、青豆、四季豆、莲藕、菱角、西蓝花、芋头、紫甘蓝、番茄、玉米、卷心菜、芥蓝、油菜、紫菜、空心菜 肉类可选（但不限于）： 羊肉、猪肉、鸡肉、鱼 ✿ 可以蔬菜和肉都单独炒或涮，也可以组合，只要吃够一种肉两种蔬菜即可，如：清炒空心菜＋杏鲍菇肉片，或洋葱木耳炒肉片	

/产前一个月食谱/

一天摄入的总肉量为：（身高 −110）× 3.75 × 2，平均分成五份，早餐、午餐各两份，晚餐一份。

胶质补充为一周五次，每次半碗，可选择鸡爪两只或者巴掌大的猪皮一块，或者海参、花胶、猪蹄、牛筋等。

早餐	午餐	晚餐
1. 鸡汤：制首乌补气鸡汤（去参须）、四神茯苓鸡汤、清蔬休养鸡汤三款轮流喝 2. 水果两种，每种六口 3. 肉两份 4. 淀粉适量	1. 肉两份 2. 蔬菜两种（做好后加起来一碗） 3. 淀粉适量	1. 肉一份 2. 蔬菜一种（做好后半碗） 3. 淀粉适量
✿血糖偏高的，可用糙米、燕麦、白米混合煮饭。 ✿必须停喝温姜汁。	蔬菜可选（但不限于）： 胡萝卜、土豆、香菇、秀珍菇、杏鲍菇、蟹味菇、木耳、茭白、西芹、海带、绿豆芽、洋葱、豌豆荚、甜豆荚、皇帝豆、青豆、四季豆、莲藕、菱角、西蓝花、芋头、紫甘蓝、番茄、玉米、卷心菜、芥蓝、油菜、紫菜、空心菜 肉类可选（但不限于）： 羊肉、猪肉、鸡肉、鱼 ✿可以蔬菜和肉都单独炒或涮，也可以组合，只要吃够一种肉两种蔬菜即可，如：清炒空心菜＋杏鲍菇肉片，或洋葱木耳炒肉片	

/坐月子食谱/ 喂母乳版本，整个哺乳期都可以这样吃

一天摄入的总肉量为：（身高 −110）× 3.75 × 2，平均分成五份，早餐、午餐各两份，晚餐一份。

胶质补充为一周五次，每次半碗，可选择鸡爪两只或者巴掌大的猪皮一块，或者海参、花胶、猪蹄、牛筋等。

早餐	午餐	晚餐
1.鸡汤：制首乌补气鸡汤（去参须）、四神茯苓鸡汤、天麻枸杞鸡汤、清蔬休养鸡汤四款轮流喝 2.水果两种，每种六口 3.肉两份 4.淀粉适量	1.肉两份 2.蔬菜两种（做好后加起来一碗） 3.发奶汤 4.淀粉适量 ❋新增发奶汤	1.肉一份 2.蔬菜一种（做好后半碗） 3.发奶汤 4.淀粉适量 ❋新增发奶汤
❋血糖偏高的，可用糙米、燕麦、白米混合煮饭。 ❋温姜汁，自然产一周后可喝，剖腹产产后两周再喝。 ❋全天喝月子水，来代替白开水。出月子后就不要再喝月子水了	蔬菜可选（但不限于）： 胡萝卜、土豆、香菇、秀珍菇、杏鲍菇、蟹味菇、木耳、茭白、西芹、海带、绿豆芽、洋葱、豌豆荚、甜豆荚、皇帝豆、青豆、四季豆、莲藕、菱角、西蓝花、芋头、紫甘蓝、番茄、玉米、卷心菜、芥蓝、油菜、紫菜、空心菜 肉类可选（但不限于）： 羊肉、猪肉、鸡肉、鱼 ❋可以蔬菜和肉都单独炒或涮，也可以组合，只要吃够一种肉两种蔬菜即可，如：清炒空心菜＋杏鲍菇肉片，或洋葱木耳炒肉片	

/ 坐月子食谱 / *完全不喂母乳版本*

一天摄入的总肉量为：（身高 −110）× 3.75 × 2，平均分成五份，早餐、午餐各两份，晚餐一份。

● 鸡汤不放鸡爪，退奶一个月，确定没有奶水了之后再放。
● 每周减少 15—20 克的肉，直到恢复正常量。

生产后一般不会完全没有奶水，但是如果因为奶水不足或其他原因不能喂母乳，那月子餐的原则，一是不吃辅助发奶的食物，二是喝退奶水帮助退奶。医生说可以喝水之后，可以先喝一到两周退奶水，确认没有奶之后再喝月子水，直到月子期结束。

除了汤和肉的变化之外，其余食谱参照以下表格：

早餐	午餐	晚餐
1. 鸡汤：制首乌补气鸡汤（去参须）、四神茯苓鸡汤、天麻枸杞鸡汤、清蔬休养鸡汤四款轮流喝 2. 水果两种，每种六口 3. 肉两份 4. 淀粉适量	1. 肉两份 2. 蔬菜两种（做好后加起来一碗） 3. 淀粉适量	1. 肉一份 2. 蔬菜一种（做好后半碗） 3. 淀粉适量
✿ 血糖偏高的，可用糙米、燕麦、白米混合煮饭。 ✿ 温姜汁，自然产一周后可喝，剖腹产产后两周再喝。	蔬菜可选（但不限于）： 胡萝卜、土豆、香菇、秀珍菇、杏鲍菇、蟹味菇、木耳、茭白、西芹、海带、绿豆芽、洋葱、豌豆荚、甜豆荚、皇帝豆、青豆、四季豆、莲藕、菱角、西蓝花、芋头、紫甘蓝、番茄、玉米、卷心菜、芥蓝、油菜、紫菜、空心菜 肉类可选（但不限于）： 羊肉、猪肉、鸡肉、鱼 ✿ 可以蔬菜和肉都单独炒或涮，也可以组合，只要吃够一种肉两种蔬菜即可，如：清炒空心菜＋杏鲍菇肉片，或洋葱木耳炒肉片	

/ 退奶期食谱 / *针对有母乳喂养的情况*

退奶期刚开始时，一天摄入的总肉量还是：（身高 −110）× 3.75 × 2，平均分成五份，早餐、午餐各两份，晚餐一份。

● 鸡汤不放鸡爪，退奶一个月，确定没有奶水了之后再放。

汤和肉的变化：

第一周，去掉晚餐的青木瓜汤

第二周，去掉晚餐的鱼汤

第三周，去掉午餐的花生猪蹄汤

第四周，去掉中午的鸡汤，保留早上的鸡汤

第五周，每餐减掉 15—20 克的肉

第六周，每餐再减掉 15—20 克的肉，按照这样的速度逐周减肉，直到恢复到怀孕前每餐正常摄取的肉量除了汤和肉的变化之外，其余食谱参照以下表格：

早餐	午餐	晚餐
1. 温姜汁 2. 鸡汤：制首乌补气鸡汤、四神茯苓鸡汤、天麻枸杞鸡汤、清蔬休养鸡汤四款轮流喝 3. 水果两种，每种六口 4. 肉两份 5. 淀粉适量	1. 肉两份 2. 蔬菜两种（做好后加起来一碗） 3. 淀粉适量	1. 肉一份 2. 蔬菜一种（做好后半碗） 3. 淀粉适量
✹血糖偏高的，可用糙米、燕麦、白米混合煮饭。	蔬菜可选（但不限于）： 胡萝卜、土豆、香菇、秀珍菇、杏鲍菇、蟹味菇、木耳、茭白、西芹、海带、绿豆芽、洋葱、豌豆荚、甜豆荚、皇帝豆、青豆、四季豆、莲藕、菱角、西蓝花、芋头、紫甘蓝、番茄、玉米、卷心菜、芥蓝、油菜、紫菜、空心菜 肉类可选（但不限于）： 羊肉、猪肉、鸡肉、鱼 ✹可以蔬菜和肉都单独炒或涮，也可以组合，只要吃够一种肉两种蔬菜即可，如：清炒空心菜＋杏鲍菇肉片，或洋葱木耳炒肉片	

图书在版编目（CIP）数据

瘦孕 / 邱锦伶著 . —增订本 . —长沙：湖南科学技术出版社，2017.9
ISBN 978-7-5357-9428-4

Ⅰ . ①瘦… Ⅱ . ①邱… Ⅲ . ①孕妇－营养卫生－基本知识②产妇－营养卫生－基本知识 Ⅳ . ① R153.1

中国版本图书馆 CIP 数据核字（2017）第 193757 号

上架建议：健康·孕产

SHOU YUN
瘦 孕

作 者：邱锦伶
出 版 人：张旭东
责任编辑：林澧波
监 制：毛闽峰 赵 萌 李 娜
策划编辑：郑中莉 冯旭梅
特约编辑：冯旭梅 张明慧
营销编辑：杨 帆 周怡文
封面设计：弘果文化传媒
版式设计：李 洁
出版发行：湖南科学技术出版社
　　　　　（湖南省长沙市湘雅路 276 号 邮编：410008）
网 址：www.hnstp.com
印 刷：北京中科印刷有限公司
经 销：新华书店
开 本：889mm × 1194mm 1/16
字 数：188 千字
印 张：18.25
版 次：2017 年 9 月第 1 版
　　　 2018 年 7 月第 2 次印刷
　　　 978-7-5357-9428-4

　　 9096394
　　 0018

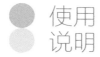

使用说明 >>> ————————————————

1. 先写下当前体重：＿＿＿＿＿＿＿

2. 每日记录要素：

● 三餐的时间，吃什么食物、吃多少量，吃保健品／零食的时间和数量，饮水时间和数量

● 记录睡眠时间及状况

● 排便时间，是否成形、软硬度，颜色，是否发黏

3. 不管你从孕期的哪个阶段开始使用这本手册，首先要做的就是调好体质，对照书中 238—245 页表格中的问题，检视自己的身体状况，写下待调理的问题及对应方法。

	孕初期 （0—12 周）	孕中期 （13—24 周）	孕后期 （25—36 周）	产前一个月
每天摄入的总肉量	（身高 -110） ×3.75=＿＿＿	（身高 -110） ×3.75×1.5 =＿＿＿	（身高 -110） ×3.75×2 =＿＿＿	（身高 -110） ×3.75×2 =＿＿＿
三餐饮食	参照正文 257 页范例	参照正文 258 页范例	参照正文 259 页范例	参照正文 260 页范例
体重监控	12 周之前，体重不增加	体重平均每月增加 1 千克	25—32 周，体重共增加 2 千克，平均每月 1 千克；33 周开始，每月增加 1.5 千克体重	体重增加 1.5 千克

孕 *13* 周

当前状况

身高 162 厘米，体重 50 千克，分泌物多，难入睡，嘴破，口干舌燥

问题诊断

分泌物多是因为体寒，难入睡、嘴破、口干舌燥是身体在上火

解决方案

1. 体寒要坚决忌口生食、冰品，下午四点后不吃叶菜类和水果，坚持喝姜汁、鸡汤，优质蛋白质摄取足够（参照 238 页表格）；

2. 身体有火要坚决忌口上火食物，如辛香料、麻辣味食物、煎炸食品、高温烘焙的坚果、咖啡、黑糖姜母茶、龙眼、荔枝等上肝火食物，蛋类、虾等上肠火食物（参照 238 页表格及 9 页内文）；

3. 针对难入睡的情况，每天补充柠檬酸钙，忌口黄豆制品、巧克力、糯米类食品、菠萝等影响神经的食物（参照 243 页表格）。

【13 周第一天记录】

应摄入肉量：（162-110）× 3.75 × 1.5=292.5 克，早餐 117 克，午餐 117 克，晚餐 58.5 克

早餐：

7:30

温姜汁 1 杯

苹果半个，葡萄 6 个

羊肉汤面1碗（117克羊肉片，少量宽面条）
制首乌补气鸡汤（去参须）1碗，鸡爪2个（孕中期需要开始补充胶质）
1000毫克的柠檬酸钙1粒

午餐：
12:00
土豆肉片（117克猪肉，小土豆半碗）＋清炒油菜（炒好后半碗）＋隔夜白米饭
1000毫克的柠檬酸钙1粒

晚餐：
6:30
西蓝花炒肉片（猪肉58.5克，西蓝花半碗）＋隔夜白米饭
1000毫克的柠檬酸钙1粒

睡前：1000毫克的柠檬酸钙1粒
饮水量：2000毫升

排便状况：早7点一次，略带羊屎便
睡觉时间：10:00
睡眠质量（第二天记录）：入睡时间短，无梦，一夜安眠